동인양생공

사단법인 대한선무예협회 도인양생공위원회
Korea Sunmuye Association

본부: 서울특별시 종로구 종로 80-2
연수원: 용인특례시 처인구 이동면 서리로 262
이메일: 3213844@naver.com
전화: 070-8862-7330

사단법인 대한선무예협회

【편찬위원】
허일웅
조대형
박현옥
김영주

【편집위원】
박난희
유동수
허재원

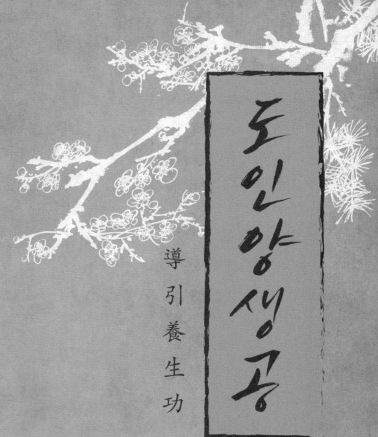

도인양생공

導引養生功

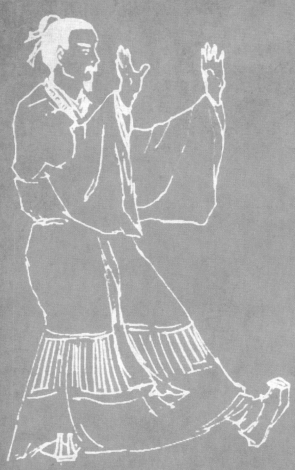

좋은땅

韓國養生太極協會

己亥年仲夏於北京體育大學

張廣德题書

功類
養生
引導
造福於人類

師题
孟霞留念
己丑年春

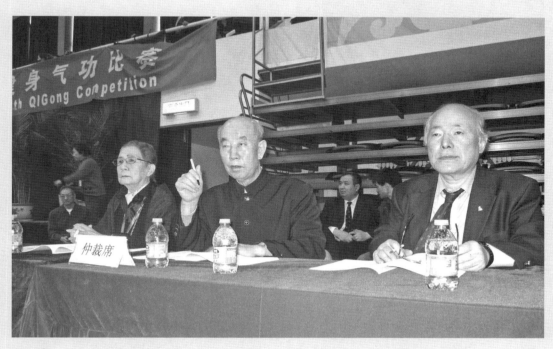

2010년
장광덕 교수와 함께 중재위원석에서

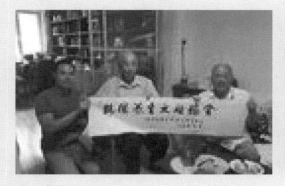

2019년
장광덕 선생의 협회 명칭 휘호

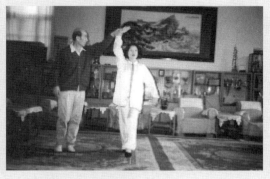

1994년 12월
원저자에게 박현옥 위원 도인양생공 사사

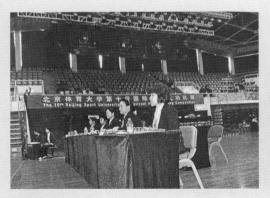

2015년 5월

박현옥 위원 국제대회 국제심판

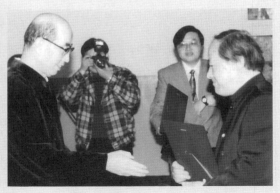

1997년 10월

허일웅 위원장 원저자로부터 도인양생공 전수

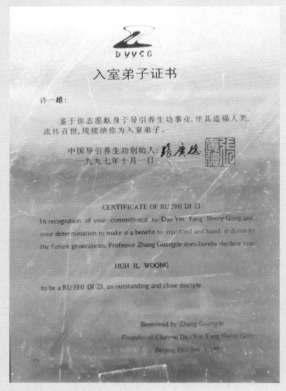

1997년 10월

허일웅 위원장 전수자 수여패

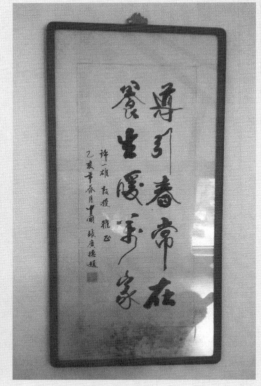

장광덕 교수의 축하 휘호

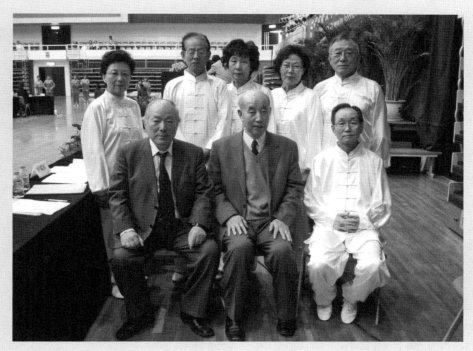

2010년 10월
조대형 위원장 장광덕 교수와 함께

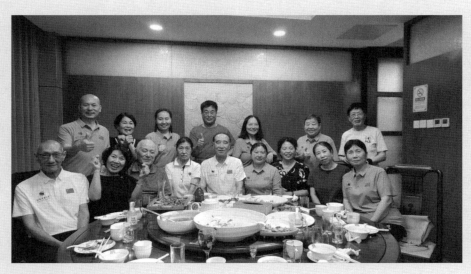

2024년 8월
베이징스포츠대학 총장 배 도인양생공 대회를 마치고

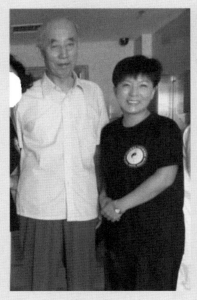

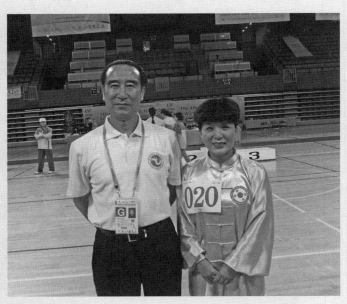

2011년 8월
박난희 위원장 장광덕 교수와 함께

2008년 10월
박난희 위원장 양백룡 팔단금 복원자와 함께

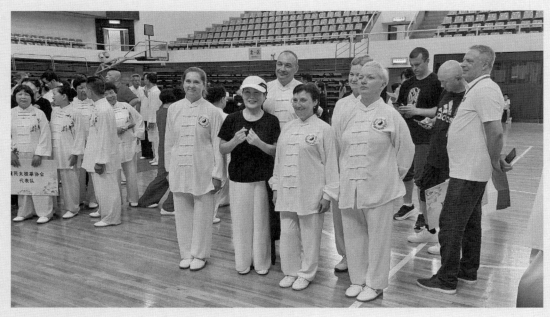

2024년 8월
김영주 위원 중국국제도인양생공 대회장

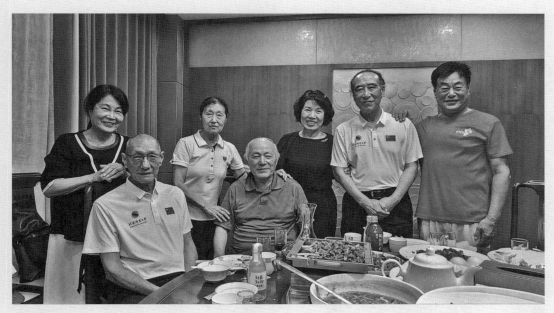

2024년 8월

김영주 위원 국제도인양생공 집행부와 함께

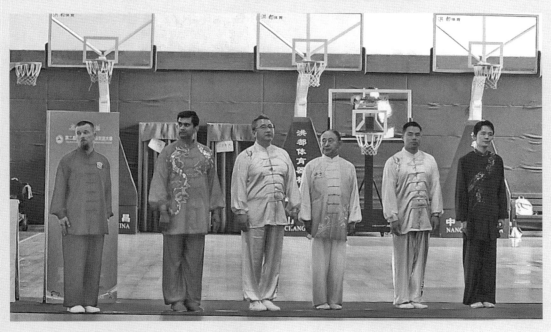

2024 국제중국쿤밍전통체육대회, 유동수와 허재원 위원

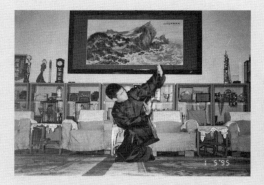

1994년 중국에서 도인수련, 허재원 위원

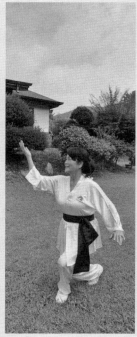

2023년 5월
김영주위원 양생타이장 표연

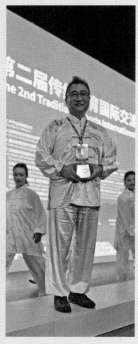

2024 국제중국쿤밍전통체육
대회 시상, 유동수 위원

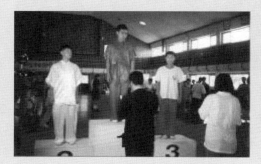

1997년 전국우슈선수권대회 우승, 허재원 위원

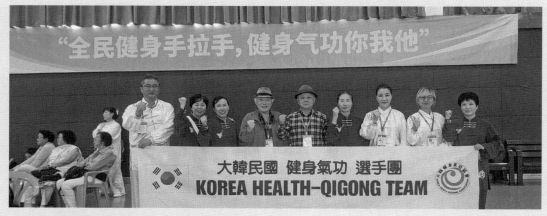

2024 국제중국쿤밍전통체육대회 시상식

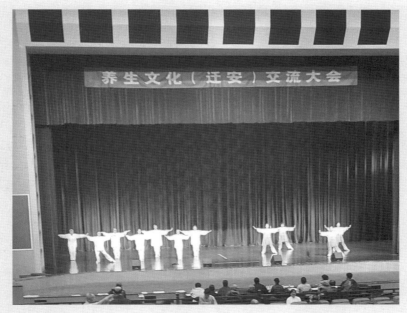

2025년 3월

국제도인양생공연합회 창립식

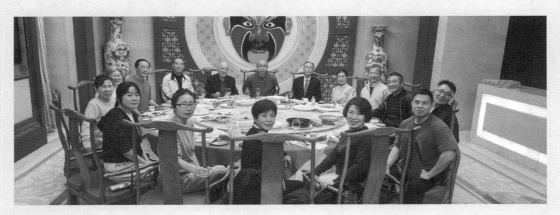

2025년 3월

국제도인양생공연합회 창립식 참석 국제연합임원단과 함께

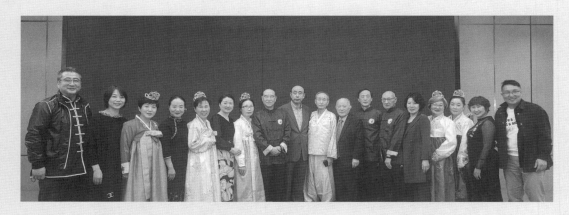

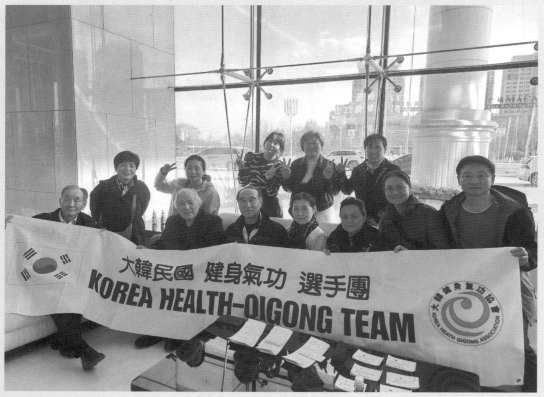

2025년 3월

국제도인양생공연합회 창립식 참석 한국 대표 선수단

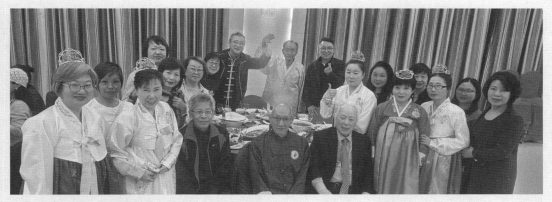

2025년 3월 국제도인양생공연합회 창립식 싱가폴 선수단과 교류

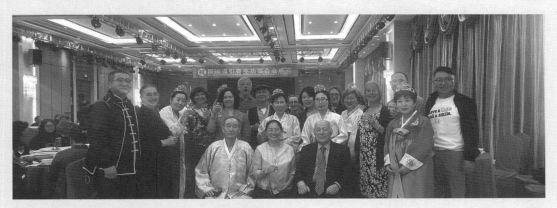

2025년 3월 국제도인양생공연합회 창립식 프랑스 선수단과 함께

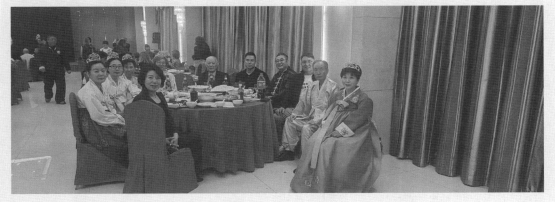

2025년 3월 국제도인양생공연합회 창립 기념 환영식 한국 대표 선수단

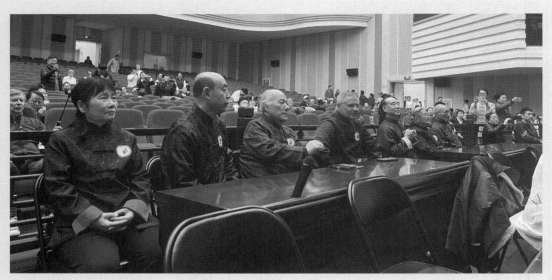

2025년 3월
국제도인양생공연합회 창립식장 본부임원과 함께

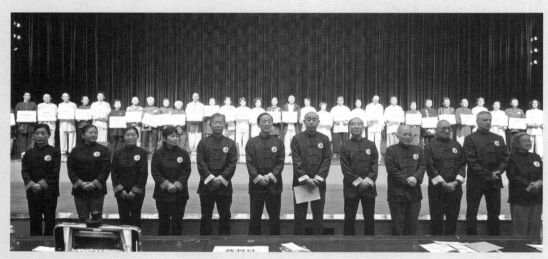

2025년 3월
국제도인양생공연합회 창립식장 본부임원, 각국 대표와 함께

머리말

국제도인양생공연합회 창립대회가 지난 3월 29일에 중국 허베이성 탕산시에서 세계 각지에서 도인양생공 애호가 300여 명이 참여하여 성공리에 창립식이 이루어졌습니다.

우리 한국에서도 본서 편찬위원들과 선수들이 참여하여 창립 기념 경연 대회에서 우수한 성적을 거두고 귀국하였습니다.

본서의 원저는 **도인양생공(導引養生功)으로** 중국 베이징체육대학 고 장광덕(張廣德) 교수의 오랜 투병 중에 집념으로 간행된 저서입니다.

주지하는 바와 같이 **도인(導引)이라는 말은 고대의 건강법으로 현대 기공(氣功)의 옛 명칭으로 글자대로 호흡과 몸을 늘려 주는 방법이라 할 수 있습니다.**

고 장교수는 1932년 3월에 중국 허베이성 탕산시 출신으로 소년시절부터 무술에 관심이 많았습니다. 1955년에 베이징체육대학에 진학하여 졸업 후에 대학에 교수로 재직하던 중 과로로 인하여 여러 가지 질병에 시달려 끝내는 폐암 진단을 받고 투병 중에 강인한 정신력으로 연구 끝에 집대성한 양생학을 70년대 중반에 이 세상에 펴내게 되었습니다. 1992년에 도인양생공의 모든 공법과 공리가 중국국가체육위원회로부터 체육과학촉진상을 받게 되었고, 중국의학보고 중에 진귀한 보물의 하나로 인정받게 되었습니다. 본서는 창안 과정 중 계통성과 과학성, 실효성, 예술성 등 광범위한 적응성을 수집하고 장점을 취하여 편찬한 양생서입니다.

고 장교수는 노령임에도 불구하고 연구에 집념하시다가 2022년 봄에 안타깝게도 운명하셨습니다. 고인의 명복을 빕니다.

본인이 장교수와의 인연은 1992년에 도인(導引) 수련 전후의 부신피질자극호르몬 ACTH, 엔돌핀endorphin, 코티솔cortisol 등 호르몬 비교 연구 논문으로 한양대학교에서 이학 박사 학위를 취득 후 중국에 가서 도인술 연구를 하려고 준비 중 마침 1992년 8월에 한중 국교 정상화가 이루어져 명지대학교의 후원으로 1994년에 베이징체육대학에서 연구를 하게 되었습니다.

장교수는 자신의 병을 자신이 창안한 도인양생공법으로 치유하게 되어 동남아를 비롯하여 국제적으로 공법을 알려 양생 문화에 금자탑을 세운 학자이십니다.

1994년 가을에 본인은 장교수와 함께 중국 곳곳에서 도인양생공 공개 강의를 하기도 하였고 1999년 중국우슈협회에서 우슈 공인 7단을 취득하였을 때 기뻐하시던 모습이 아직도 선합니다.

또한 베이징체육대학에서 도인과 호르몬 비교 연구를 하여 최우수 논문상을 수상하기도 하였습니다.

이제는 고인이 되신 선생의 진귀한 도인양생공을 그를 기리는 위원들과 함께 편찬하기로 하였습니다.

본인은 도인양생공을 수련하여 1997년에 전수자가 되어 30여 년간 연구 보급에 앞장서고 있습니다.

중국 가기 전 1994년 5월에 서울특별시로부터 사회단체 대한기공협회 허가를 받아 활동하다가 2021년에 국제용어인 헬스치궁(Health qigong)으로 명칭변경을 하여 국제 헬스치궁연합회에 가입하였습니다.

또한 1995년에 귀국하여 명지대하교 학생들에게 교양 과목으로 지도도 하였고 일반인들을 위하여 사회교육원에 과정을 두어 현재까지 운영하고 있습니다.

도인양생공(導引養生功)은 자아의 생존 방위 혹은 종족 유지를 위한 필연적인 수단으로 출발하여 수많은 과정을 거쳐 오늘에 이르렀습니다.

인간은 자신의 존재를 확립하려는 본능으로, 의식적이든 무의식적이든 자연환경을 수용하는 법과 이를 극복하고 적응하며 생존하기 위한 무한한 투쟁을 통하여 양생 문화를 이룩하여 왔습니다.

도인양생공은 오랫동안 사회생활을 실천하는 가운데서 점차적으로 쌓이고 쌓여 풍부하게 발전해 온 문화유산입니다. 장기간 변화, 발전을 거듭해 온 도인양생술은 동양 철학의 지혜, 예술학의 운치, 문화학의 정신이 응집되어 도인양생공 자체를 완벽하게 하였고 독립적인 동양 민족의 특색을 나타낸 도인양생술 문화 체계를 이루었습니다.

특히 도인양생술은 단순한 기술만이 아니고 깊은 철학적 원리와 심오한 미학적 원리, 그리고 보건학적인 의미가 상호 균형을 이루며 발전해 왔기에, 21세기에 우리 인간이 추구하고자 하는 삶 속의 심신 수양술로서 아주 적합할 것입니다.

이제 도인양생술은 전 세계인들의 심신 수양 양생술로서, 이제는 오히려 동양적 신비감에 심취한 서양인들이 더욱 심오하게 접근하고 있습니다. 도인양생술은 현대인이 원하는 것을 충족시켜 줄 세계인의 심신 수양법인 것입니다.

그 첫째는 현재의 정체성에서 탈피하고자 하는 사람들에게는 동양의 전통이라는 역사성과 철학성으로 충분히 접촉할 만한 가치가 있으며, 둘째는 긴장을 즐기려는 청소년들에게 심신 안정성에 있어 흥미를 유발시킬 수 있을 것입니다. 셋째는 건강에 관심이 많은 장년층과 여성들에게는 건강을 지켜 주는 보건성이 여타 종목에 비하여 우수하며 도인양생술의 자연스러운 동작의 표현이 대우주의 아름다움을 느끼게 해 줄 것입니다.

이제 우리는 도인양생술을 다른 시각에서 혼신의 노력으로 발전시켜 나가야 할 적절한 시기에 이르렀습니다.

인간의 영원한 염원은 동서고금을 막론하고 무병장수로서 그 꿈을 이루려고 많은 노력을 기울여 왔습니다. 인간이 자연에 순응하며 생활을 한다는 것은 생존을 위한 지상 명령으로서 절대적으로 생명체를 존속시키는 길인 것입니다.

21세기에 과학의 발달은 생활의 풍요와 편리를 가져왔으나 그 폐해 또한 적지 않았고 인간 본래의 자연 순응성을 잊게 하고 자연 치유력과 육감을 둔화시키고 또한, 잘못 설계된 환경은 신체를 왜곡되게 하여 갖가지 질병을 초래하고 있습니다.

인간은 고도화된 정밀 기계나 움직이는 건축물이라 할 수 있는데 기계가 완전 가동하려면 모든 부분이 균형을 유지해야 하듯이 인체의 운동에도 제 기관이 정비되어 완전한 구조가 되어 있지 않으면 원활한 활동을 기대할 수 없기에, 이것이 완비됨으로써 최소의 힘으로 최대의 효과를 올릴 수 있습니다.

또한 건물이 구조상의 착오가 있으면 지탱을 못하듯이 인체 구조상의 착오가 있으면 건강을 유지할 수 없으므로, 자연이나 운동의 법칙에 따라 자극을 주어 생체의 반응을 활기시켜서 자연 치유력을 촉진해야 할 것입니다.

우리의 몸은 자율 신경계와 내분비 계통에 의하여 조절되고 있어 자율 신경의 부조화는 말초의 자율 신경의 작용이 흐트러져 장기에 여러 장해가 생기는 동시에 뇌도 중추부의 장해가 대뇌 피질에 영향을 미치고 감정적으로 빠지기도 하며 집중력 부족, 긴장, 초조 등 심리 정서 면에서도 장해가 일어납니다.

　이러한 자율 신경의 부조화는 스트레스가 그 원인인데, 스트레스는 정신적 스트레스와 외적인 더위나 추위 등의 자극으로 스트레스가 가해지면 교감 신경을 긴장시키고, 장기간 이런 상태가 지속되면 몸에 이상이 찾아옵니다.

　도인양생술은 바로 자율 신경 강화법이라 할 수 있으며 동작 자세와 호흡법, 의식집중 등으로 현대병에 대처할 수 있습니다.

　도인양생술을 사랑하는 여러분은 이제 중대한 역사적 과업을 수행해 나가야 합니다. 도인양생술이 양생 문화로서 새 역사의 시금석이 되기를 기대해 봅니다.

2025. 5.

편찬위원회 허일웅, 조대형, 박현옥, 김영주
편집위원회 박난희, 유동수, 허재원

차례

머리말   15

제1장   도인양생학(導引養生學) 개론   **20**

제2장   건강도인공법의 내용과 분류   **23**
   1. 고대 도인술(古代 導引術)   23
   2. 도인양생공(導引養生功)   25
   3. 도인양생 기계(導引養生 器械)   27
   4. 양생태극장(養生太極掌)   27
   5. 양생태극검(養生太極劍)   28

제3장   도인양생공의 특징(導引養生功의 特徵)   **29**
   1. 공법별 이론과 질병의 관계   29
   2. 도인과 양생의 결합   31
   3. 도인양생공과 동양의 우주관   32
   4. 도인양생공 정신   34
   5. 도인양생공 수련의 3대 요소와 특징   37

제4장   경락(經絡)의 정의   **51**

제5장   도인보건공(導引保健功)   **68**

제6장   서심평혈공(舒心平血功)   **92**

제7장   익기양폐공(益氣養肺功)   **124**

제8장   화위건비공(和胃健脾功)   **151**

제9장   소근장골공(疏筋壯骨功)   **178**

참고 문헌   215
연혁   216
명지대학교 미래교육원 원생 모집   218

제1장

도인양생학(導引養生學) 개론

    도인(導引)은 기공(氣功)의 옛날 말로서 도(導)는 소도(疏導) 또는 통도(通導)의 뜻으로서 도기(導氣)를 가리킨다. 인(引)은 인신(引伸) 또는 인도(引導)의 의미로서 인체(引體)를 가리킨다. 그러면 도기(導氣)란 어느 정도에 도달함인가? 인체(引體)란 어떤 목적을 이루기 위함인가? 선인들 즉 장자(庄子), 각의(刻意)는 우리에게 말한다. "도기영화, 인체영유. 導氣令和, 引體令柔. 도기는 화합이 좋고 인체는 부드러움이 좋다." 이 말은 사람들이 일상생활에서 가늘고 길고 깊은 복식 호흡을 수련하고 四肢(사지)를 단련하여 부드러우면서도 강한 결실을 이루어야 한다는 것이다. 또한 도인(導引)에서의 도기(導氣)와 인체(引體)는 대부분 의념의 인도(引導)에 의해서 완성되는 것이다. 그러므로 우리는 도인을 호흡 운동과 의념(意念) 활동 그리고 지체(肢體) 운동 세 가지가 상호 결합된 일종의 예방 건강 공부라고 말한다.

    동양에서 가장 오래된 경전인 황제내경에는 도인안마가 씌어져 있다. 후에 와서는 제병원후론(諸病源候論), 외대비요(外大秘要)를 비롯해, 비급천금요방(秘急千金要方) 등에 모두 도인연공으로 병을 치료한 기록들이 있다. 그러나 도인양생공의 방법은 문자로 전달하기 매우 어려우므로 고대 의학자 가운데서 그것을 통달한 사람이 그리 많지 않았다. 그리하여 사람들은 그것을 신비하고 상상하기 어려운 것으로 여겨 왔다. 이것이 바로 한의학계에 도인술 전문가들이 부족한 주요 원인이 되고 있다. 그러나 이러한 역사적 상황과 조건의 제한에도 불구하고 도인양생술(導引養生術)도 발전·변화하였다. 현재는 도인양생술(導引養生術)의 공법 종류가 수백 개도 넘으리라 사료된다. 이는 현대의 사회적 현실에 따른 건강의 요구와 의학적 목적에 따라 새롭게 편집되었으므로 부단한 임상 실천을 통하여 그것을 계승하고 발전시켰던 이유 때문이다.

양생(養生)이란 말은 심오한 의미로서 보양신체(保養身體)와 성명(性命)에 의하여 장수에 이르게 하는 것을 말한다. 천여 년 전부터 명의(名醫)와 양생 가문에서 끊임없이 풍부하게 보충하고 발전시킨 수많은 양생 경험과 지식과 이론에 의해 저작된 고전(古典)에 의해, 사람들이 조섭(調攝)과 변증시양(辯證施養)으로 장수를 구했다는 것을 알 수 있다.

※ 도인양생술(導引養生術)의 중요한 작용

만성병 환자들이 도인양생술(導引養生術) 수련을 통하여 병세가 악화되는 것을 막고 병세가 호전되거나 완치되며 노동력을 회복한 것을 볼 수 있는데 이는 도인양생술(導引養生術)이 질병의 치료에 효과적이라는 것을 말해 준다. 또한 신체 허약자나 노인성 질환을 앓는 환자도 도인양생술(導引養生術) 수련을 한 후 몸이 좋아지고 건강해져 만년을 즐겁게 보내는 것을 볼 수 있다. 이는 도인양생술(導引養生術)을 통해 병을 예방하고 체질을 증감시켜 장수할 수 있다는 것을 말해 준다.

도인양생술(導引養生術) 수련에는 인체의 기혈을 활발하게 하고 오장육부를 조절하여 원기를 증강시키며, 정신을 안정시키고, 경락을 소통시키며, 근육과 뼈를 튼튼히 하는 작용이 있다.

도인양생술(導引養生術) 수련 시간에는 주로 정신을 일정한 곳에 집중시키고 호흡을 조절하며 대뇌 피질을 고요한 상태에 이르게 하고 내장 기관을 움직이는 상태에 있게 한다. 고요한 상태에 있는 대뇌 피질은 억제 상태에서 충분한 휴식을 보장받게 된다. 그러므로 만성 질병을 치료할 뿐만 아니라 정신 이상으로 일어난 질병도 예방과 치료가 가능하다.

도인양생술(導引養生術)을 수련하면 나타나는 다음과 같은 중요한 작용이 있다.

① 도인양생술(導引養生術)은 정신을 이완시켜 준다.
② 도인양생술(導引養生術)은 정기를 돕고, 사기를 제거한다.
③ 도인양생술(導引養生術)은 경락을 소통시키고 원기를 부르며 기혈을 조화시킨다.

④ 도인양생술(導引養生術)은 대뇌 피질을 억제 상태에 있게 하는 보호 작용을 한다.

⑤ 도인양생술(導引養生術)은 기초 대사를 낮추고 에너지의 저장을 높인다.

⑥ 도인양생술(導引養生術)은 소화와 흡수를 돕는다.

⑦ 도인양생술(導引養生術)은 잠재력을 충분히 발휘시켜 준다.

제2장
건강도인공법의 내용과 분류

양생공법의 내용은 매우 많으나 고대 도인술, 도인양생공, 도인양생 기계(器械), 양생태극 4 가지로 크게 구분하였다.

1. 고대 도인술(古代 導引術)

1) **영신련의조심공(寧神練意調心功)**: 심신을 안정하고 대뇌에서 자아(自我)의 심신(心身)을 조절하도록 단련하는 방법으로서 그 특징은 송(松), 유(柔), 동(動), 정(靜) 네 글자로 개괄할 수 있다.

2) **도기령화조식공(導氣令和調息功)**: 가늘고 깊고 길게 고른 호흡과 대증(對症)적 호흡으로 신체를 건강하게 하고 질병을 치료하는 일종의 수련 방법으로 그 특징은 다음과 같다.
   (1) 동작과 고요함을 같이 하되 고요함을 위주로 한다.
   (2) 양생으로 치료하고 방어하여 변화시켜라.
   (3) 빠르게 펼쳐 힘을 열고, 자연스러움을 귀하게 여겨라.

3) **인체령유십삼식(引體令柔十三式):** 인체를 건강하게 하며 유연성과 순발력, 힘 등이 서로 협조하여 소질을 개선하는 인체 심폐 기능의 단련 방법이다. 그 특징은 다음과 같다.

(1) 동작과 고요함을 같이하되 고요함을 위주로 한다.

(2) 신체를 굽혀 허리와 다리를 부드럽게 하라.

(3) 신체를 회전, 굴곡, 신전을 통하여 인대, 근육, 관절을 푼다.

4) **팔단금(八段錦):** 앉기와 서기를 포괄하는 것으로 강심익폐, 조리삼초, 화위건비, 고신장요에 뚜렷한 효과가 있는 노화 방지용 건신공으로서 남송나라에서 시작하여 점차로 완성되었으며, 많은 사람들이 애호한다.

5) **역근경(易筋經):** 근육과 근골을 단련하여 힘을 길러 신체를 강하게 하고 질병을 퇴치하여 장수하게 하는 일종의 양생건신술(養生健身術)이다. 그 특징은 다음과 같다

(1) 펼치는 동작으로, 근육이 늘어나고 뼈가 길어진다.

(2) 균형과 부드러움으로, 조화롭고 아름답다.

(3) 척주의 돌림과 펴고 구부림을 중시한다.

6) **오금희(五禽戲):** 호랑이, 사슴, 곰, 원숭이, 새 5종 동물의 동작형태를 이용해 몸을 건강하게 하는 수단으로 응용한 도인술로서, 형상에서 의념을 취하는 하나의 독특한 격식을 갖춤으로써 양호한 건신적 가치를 갖추고 있다.

7) **오분양생공(五分養生功):** 하나의 투로에 포기(抱氣), 납기(拉氣), 채기(采氣), 귀기(歸氣), 배불(拜佛) 등의 주요형식을 갖춘 건신공으로서, 그 특징을 다음과 같이 하여 광대한 군중에 확산되었다.

(1) 동작을 대쪽같이 강하게 단련하라.

(2) 쉽게 배우고 쉽게 외우라.

(3) 숨을 깊고 길게 하라.

(4) 기를 귀하게 채집하라.

2. 도인양생공(導引養生功)

도인양생공의 내용은 비교적 다양하나, 수련 자세에 의하여 참세공(서서 하는 수련), 좌세공(앉아서 하는 수련) 두 가지로 크게 구분한다.

1) 참세공법(站勢功法)의 종류

(1) 도인보건기공(導引保健氣功): 심혈관, 호흡, 소화, 운동 등 각종 유관(有關) 질병을 예방하고 치료한다.

(2) 서심평혈기공(舒心平血氣功): 고혈압, 저혈압, 관심병(冠心病), 빈맥(심박수과다증) 등의 심혈관 계통의 질병을 예방, 치료한다.

(3) 익기양폐기공(益氣養肺氣功): 상풍(傷風), 감기, 기관지염, 폐기종 등의 호흡 계통 질병을 예방, 치료한다.

(4) 화위건비기공(和胃健脾氣功): 소화불량, 위완통(胃脘痛), 궤양증(潰瘍症), 치창(痔瘡), 탈항, 만성 간염, 담낭염, 담석증 등의 소화 계통 질병을 예방, 치료한다.

(5) 소근장골기공(疏筋壯骨氣功): 목, 어깨, 허리, 다리의 통증 등 근 골격 계통의 질병을 예방하고 치료한다.

(6) 육진보원기공(育眞補元氣功): 유정(遺精), 양위(陽萎), 조설(早泄), 융폐(癃肺, 악성 폐병), 부종(浮腫), 당뇨병, 월경 불순, 월경통 등 생식과 비뇨 계통의 질병을 예방하고 치료한다.

(7) 사십구식경락동공(四十九式經絡動功): 폐암과 장암 등 난치 질병을 예방, 치료하는 데 협조한다.

(8) 구구환동공(九九還童功): 노쇠를 늦추어 장수하는 데 뚜렷한 효과가 있다.

2) 좌세공법(坐勢功法)의 종류

(1) 좌세강심공(坐勢强心功): 고혈압, 저혈압, 관심병(冠心病), 빈맥(심박수 과다증) 등의 심혈관 계통의 질병을 예방, 치료한다.

(2) 좌세익폐공(坐勢益肺功): 상풍(傷風), 감기, 기관지염, 폐기종 등의 호흡 계통 질병을 예방, 치료한다.

(3) 좌세보비공(坐勢補脾功): 소화 불량, 위완통(胃脘痛), 궤양증(潰瘍症), 치창(痔瘡), 탈항, 만성 간염, 담낭염, 담석증 등의 소화 계통 질병을 예방, 치료한다.

(4) 좌세제비공(坐勢除痺功): 목, 어깨, 허리, 다리의 통증 등 근골격 계통의 질병을 예방하고 치료한다.

(5) 좌세고신공(坐勢固腎功): 유정(遺精), 양위(陽萎), 조설(早泄) 융폐(癃肺, 악성 폐병), 부종(浮腫), 당뇨병, 월경 불순, 월경통 등 생식과 비뇨 계통의 질병을 예방하고 치료한다.

(6) 서간이담기공(舒肝利膽氣功): 각종 간담 계통의 질병을 예방, 치료한다.

(7) 좌세보간공(坐勢保肝功): 서간이담공과 같이 급만성 간염과 담낭염, 담석증을 예방, 치료한다.

(8) 성뇌령신기공(醒腦令神氣功): 전두통, 편두통, 삼차 신경통, 안면 신경 마비, 매뉴얼씨종합증, 이명, 이롱(耳聾), 근시(近視), 노화안(老花眼) 등 신경 계통과 오관(五官, 눈, 코, 입, 귀, 혀) 질병을 예방, 치료한다.

(9) 좌세안신공(坐勢安神功): 신경 쇠약, 불면, 두통, 어지럼증 등 신경 계통의 질병을 예방, 치료하여, 머리를 건강하고 뚜렷하게 하여 준다.

(10) 좌세행체공(坐勢行滯功): 폐, 대장, 위, 간 등 장부의 난치병과 암(癌)에 일정한 효과가 있다.

(11) 명목환시공(明目還視功): 근시와 원시 및 청광안(靑光眼) 등 눈병의 예방과 치료 작용을 한다.

(12) 좌세총이공(坐勢聰耳功): 이명, 이롱(耳聾) 등 각종 귓병의 예방과 치료 작용을 한다.

(13) 좌세건신공(坐勢健身功) I, II: 인체의 각 유관 계통의 질환을 예방, 치료한다.

3. 도인양생 기계(導引養生 器械)

1) **익수박(益壽拍):** 수련자가 손에 쥐는 익수박은 전신의 경락에 근거하여 질병을 예방 치료하고, 체질을 증강시키며, 장수에 이르도록 하는 의료보건공의 목적을 위해 특별히 만들어진 기구이다.

2) **도인구(導引球):** 수련자가 손안에서 굴리는 기구(器球)로서, 각종 동작을 통하여 양생강신(養生强身)의 목적에 도달한다.

3) **양생검(養生劍):** 수련자가 손에 쥐는 검으로서, 각종 동작을 통하여 건강한 체질을 길러 장수에 이르게 하는 검기(劍氣)이다.

4. 양생태극장(養生太極掌)

1) **강심익폐태극공(强心益肺太極功):** 전체 투로가 4개의 단(段)과 39개의 동작으로 이루어졌으며, 강심익폐를 목적으로 경락을 소통시키고, 기혈을 창통(暢通)시켜 해와 달의 정화를 채취케 한다. 그 수단으로 부드럽고 완만함이 끊임없이 이어지고 펴져 나아가며, 벌리고 당기며 돌려 갈아, 여러 가지로 변화됨이 자연스럽게 협조되는 운동 형식에 의한 방법으로서, 대증(對症)적으로 수련하여 부족함을 보충하고 남는 것을 사(瀉)함으로써 음양을 협조하여 폐를 튼튼하게 한다.

2) **자신보비태극공(滋腎補脾太極功):** 비장과 신장 등 인체 장기의 발병 원인과 병리에 근거한 동양 의학의 정체 관념과 음양오행 및 장부경락학설 등의 기초 이론을 편집하여 만들어졌다. 그 운동 형식과 수단은 강심익폐태극공과 동일하며, 자신보비의 작용이 뚜렷하여, 많은 수련 대중들로부터 환호를 받고 있다.

5. 양생태극검(養生太極劍)

양생태극검은 태극과 도인기공, 시가(詩歌), 서화(書畵), 음악이 융화되어 있는 무술로서 전통양생보건문화의 특색을 가진 검술이다. 태극검은 뜻하는 바대로의 행운을 축복하며 만사형통을 기원하는 한 수의 시와 같고 평안하고 아름다움이 가득한 장수를 축복하는 한 폭의 그림과도 같다. 검술의 특징을 그대로 간직하면서도 일반 검술과는 다른 고아한 품위를 풍긴다.

전체는 4부분으로 크게 나누어지며 모두 33개의 동작이 있다. 그 검법에는 提(제), 擺(파), 斬(참), 点(점), 抹(말), 推(추), 崩(붕), 架(가), 穿(천), 刺(자), 撩(료), 捧(봉), 壓(압), 截(절), 雲(운), 攔(란), 掃(소), 抱(포), 挂(괘), 劈(벽) 등이 있다. 보형으로는 弓(궁), 虛(허), 丁(정), 歇(헐), 盤(반), 仆(부) 등이 있다. 보법에는 進(진), 撤(철), 退(퇴), 碾(연), 擺(파), 扣(구), 跨(과), 繞(요) 등이 있다.

평형동작(平衡動作)에는 제슬평형(提膝平衡), 춘연벽유(春燕劈柳), 망월평형(望月平衡), 회수영춘(回首迎春), 구퇴평형(扣腿平衡), 오강벌계(吳剛伐桂) 등이 있다. 동작은 전면적이며 방법에 변화가 많고 서로 조화가 맞으며 순탄하다. 손목이 부드럽게 회전하며 평범을 통해 깊음과 고아함을 이룬다. 실하되 소박하지 않고 부드럽되 화려하지 않다. 부드러움 중에 날카로움이 있고 날카로움 중에 유연한 자태를 나타낸다. 명쾌함 중에 함축의 기운을 담고 있으며 간결함 중에 굽히지 않는 자유로운 기상이 있다. 운동량과 운동 강도 및 속도를 잘 조절하면 남녀노소 모두에게 아주 적합한 운동이다.

제3장
도인양생공의 특징(導引養生功의 特徵)

　도인양생공이 대중들로부터 오랫동안 넓게 전파되고 독창적인 하나의 파벌을 형성하는 것은 "움직이며 펼치고 손가락으로 침을 대신한다."라는 동작도인을 전제로 끊임없이 이어지는 의념도인과 가늘고 깊고 길고 고른 복식호흡도인을 핵심으로 증세를 판별하고 널리 치료하며, 증상에 따라 수련하고, 스스로 조절하여 수련하는 세 가지가 밀접하게 결합된 경락도인동공이다. 그 특징은 아래 4가지로 분류하였다.

1. 공법별 이론과 질병의 관계

　도인양생공의 창조점은 증상별로 수련하여 질병을 제거하는 것으로서, 이는 증상에 따라 약을 먹어 병을 치료하는 것과 같다. 이것이 도인양생공이 갖추고 있는 엄격한 과학성의 표현 가운데 하나이다. 도인양생공법은 모두 인체 각 계통에 발병하는 병인과 병리에 입각하여 치료하는 원칙이 있으며 그 치병 원칙은 최종적으로 동양 의학 이론에 의하여 전면적으로 분석되고 변증 입법되어 편성되었다. 이는 고혈압과 관심병 같은 심혈관 계통의 질병을 예방, 치료하는 서심평혈공의 예로 알 수 있다. 먼저 고혈압과 관심병의 주요 병인에 대하여 살펴보자.

1) 심혈관 계통 질환의 주요 병인

(1) 심경과 심포경이 막히고 기체혈어(氣滯血瘀, 기가 막히고 피가 뭉침)

(2) 간신음허(肝腎陰虛), 간양상항(肝陽上亢): 간과 신이 음하여 허하거나 간이 양하여 항진됨.

(3) 정신이 긴장되고 말초 모세 동맥이 마비

(4) 지질 대사와 혈액이 응고되어 순환이 안 되고 콜레스테롤이 누적

2) 위에 적은 각 항에 상응하는 여덟 조의 치병 원칙

(1) 막힌 것은 통하게 하고, 뭉친 것은 풀어라.

(2) 허하면 보(補)하고, 항진된 것은 사(瀉)하라.

(3) 굳은 것은 이완하고, 마비된 것은 풀어라.

(4) 엉긴 것은 묽게 하고, 쌓인 것은 흩어라.

위의 8조 치병 원칙에 근거하여 아래 6조의 서심평혈공 특징에 따라 수련하면 고혈압과 관심병 및 심률항진(心律亢進) 등의 심혈관 계통의 질병에 뚜렷한 예방과 치료 효과가 있다.

3) 서심평혈공의 6대 특징

(1) 마음과 자세를 같이 하되 마음을 중시한다.

(2) 동작과 호흡을 같이 하되 호흡을 중시한다.

(3) 경락이 순환되도록 동작하되 팔 비틀림을 중시한다.

(4) 손가락 침으로 경혈을 자극하여 경락을 순환시킨다.

(5) 이완과 긴장을 같이 하되 시작과 끝은 이완한다.

(6) 전신을 움직이되 내면은 느리게 한다.

이상과 같은 특징에 의한 방법으로 의사의 지도에 의해 환자를 수련시키고, 의사의 지도 없이 환자를 수련시키는 두 가지의 임상 실험 결과 어떠한 부작용도 나타나지 않았다.

2. 도인과 양생의 결합

『황제내경』에서 "得神者昌, 失神者亡也 득신자창, 실신자망야"라고 한 말은 신이 모든 생명의 근본임을 심각하게 지적한 구절이다. 그러므로 고금의 저명한 양생가들은 양신이 없이는 높이 될 수 없다고 여겼다. 그러면 양신이란 무엇인가?『소문·비론』에서 "靜則神藏, 躁則消亡 정칙신장, 조칙소망"이라고 한 말은 고요함이 신(神)을 기르며 인체의 생리 기능을 정상화시켜 질병에 대항하고 질병을 멀리 보낸다는 말이다.『한비자·해노』에서는 "拐引之用神也靜, 靜則少費, 少費之謂嗇 괴인지용신야정, 정칙소비, 소비지위색"이라고 하여, "고요함이 신을 길러 신기(神氣)를 소모케 함이 건강 장수에 대단히 유익하다."라고 설명하고 있다.

도인양생공을 계승해서 하나의 전통 이론을 정립하여 수련한 여러 방면의 수많은 연공자들이 한결같이 하는 말은 수련을 통하여 정서를 조정하고 심령을 청허(淸虛, 맑게 비움)시켰다고 한다. 현대의 도인양생공에서 도인과 양생의 관계에 대해 설명하면, 양생은 기초이고 도인은 수단이다. 도인은 양생의 일부분이고 양생에 이르는 수단이다. 양생의 핵심은 양생이다. 여기에 대한 선인들의 고견(高見)은 "장수의 근본은 수단에 있고 양생은 근본"이라고 설파하였다. 또한 양생의 핵심은 창회(暢懷, 마음을 펼침), 계노(戒怒, 화냄을 삼감), 막수(莫愁 시름을 없앰), 신수(信壽 목숨을 귀하게 여김)이다. 도인양생공 서적 중에 수련자에게 전문적으로 요구하는 "사기팔요 四忌八要"의 일조에 "정지의 파동을 피하고 정신을 낙관하라"라는 말이 있는데, 이는 사람들의 심신 건강과 연년익수를 위한 도인양생공의 첫 번째 저작 내용으로, 사람들의 도덕규범에서 정확하게 요구되는 "사락팔호 四樂八互"의 도인양생공 정신이다.

고요한 밤중에 온갖 잡념을 떨치고
단전을 생각하며 7규(竅)를 닫고
혀끝을 입천장에 호흡은 부드럽게
내 몸이 제비 되어 구름 속을 난다.

이 말은 수련 중에 영신의수(寧神意守)와 합치시켜 자아 암시 효과를 이용해, 도인양생공으로 고요함 중에 신을 기르게 하는 구체적 운용의 예이다.

도인양생공에서 엄격하게 관철시키는 이러한 원칙은 수련을 가르치는 과정 중에서뿐만 아니라, 일상생활 중에서도 이루어지도록 노력하여야 한다. 우리들의 일상적인 생활도 항시 순탄치 않고 정지의 파동 역시 인지상정이기 때문이다. 관건으로 우리들은 스스로를 조종하는 능력을 길러, 칠정(七情, 희노우사비공경 喜怒憂思悲恐警)과 긴장 이완과 정서 파동을 조절함으로써 신체에 미치는 나쁜 영향을 최소화하는데 있다. 정확히 말하면 당나라의 저명한 양생가 손사막(孫思邈)은 "범인불가불사, 당이점견제지 凡人不可不思, 當以漸遣除之"라 하여 잡념을 버리고 의수하는 어려움을 말하였다.

눈앞에 세계 의학의 움직임을 볼 때 일반적으로 질병의 형성은 세균과 병독 등 인체를 침해하는 것 외에 상당수가 생물 사회의 심리가 건강하지 못해 생기는 것으로 본다. 생물병리학에서 생물사회심리학의 발전은 현대 의학의 괄목할 만한 발전이다. 도인양생공은 이러한 기본적인 점을 이미 인식하여, 사람들(질환자)의 정서가 "이정양신, 정칙소비(以靜養神, 靜則少費)"라 하여, 고요함이 신을 기르고 소모를 적게 함으로써 대뇌를 정화하고, 잡념을 배제하여 장부의 흐름을 원활하게 함으로써 음양을 협조케 하여, 강건한 신체를 이뤄 수명을 높이도록 하였다.

이상을 근거로 한 내용을, 도인양생공의 수련 중에 특별히 중시하여 순서를 지키고 점진적으로 발전시켜 역량을 증대시키는 것이 중요한 원칙이다. 강조하건대 운동량은 적게 시작하여 차츰 증강시켜야 한다. "이정양신, 이동양형, 신형공양(以靜養神, 以動養形, 神形共養)"을 같이 인식함이 도인과 양생을 긴밀하게 결합시키는 것으로서 수많은 도인양생공 애호가들을 건강 장수에 이르게 한다.

3. 도인양생공과 동양의 우주관

도인양생공의 기술과 관건은 변증론치(辨證論治, 증거를 가려 치료를 논하는 동양 의학 진단 용어)이다. 도인양생공은 동양 의학의 정체관념(整體觀念, 인체의 모든 부분은 유기적 관계로 결속되었고 대우주와 인체의 관계도 이에 준함)과 음양오행학설을 투로(套路)와 동작 속에 응용하여 변증시치(辨證施治, 증거를 가려 치료함)함으로써, 음양을 협조하고, 부족한 것을 보충하며, 넘침을 깎아내려 건강의 효과를 얻는 것이다. 예를 들어 익기양폐공은 상풍, 감기, 급만성 기관지염, 폐기종 등 호흡 계통의 질병을 폐 경락의 도인동공(導引動功)을 통하여 예방하고 치료하는 것이다. 이러한 호흡 계통의 질병을 치료하는 근거는, 동양 의학의 "불통칙통 통칙불통(不通則痛 通則不痛), 안 통하면 아프고, 통하면 안 아프다"이며, 이는 본래 "경락소과, 주치소급, 장부소속, 주치소위(經絡所過 主治所及 臟腑所屬 主治所爲), 경락이 지나는 곳이 치료하는 곳이고 장부가 있는 곳이며 주로 치료하는 곳이다"의 원칙에 근거한 동양 의학 이론으로서 수태음폐경과 수양명대장경을 소통시켜 그 기혈을 널리 펼쳤기 때문이다. 또한 수태음폐경을 소통시키는 것 외에 오행 학설에 근거하여 보비(補脾) 작용이 더해진다. 그 이유는 비(脾)는 土에 속하고, 폐(肺)는 金에 속하며, 金의 어머니는 土이고, 土는 능히 金을 낳으므로, 비토(脾土)를 보(補)함이 폐금(肺金)을 이롭게 하는 것이기 때문이다. 이것이 동양 의학의 "허칙보기모(虛則補其母), 허하면 그 어미를 보하라"와 "치병구본(治病求本), 병 치료는 그 뿌리를 찾으라"의 원칙에 대한 도인양생공의 구체적인 표현이다. 그러므로 익기양폐공(益氣養肺功)에서 1절 단비경천(單臂擎天)의 동작 중에 발뒤꿈치를 드는 목적이 모두 보비(補脾)를 위한 것이다. 그것은 족태음비경(足太陰脾經)이 엄지발가락 안쪽의 발톱 안쪽 모서리 0.1촌 지점의 은백(隱白)혈에서 시작하여 다리 안쪽을 따라 위로 올라가 충문(沖門)을 거쳐 주영(周榮)혈에서 꺾어 돌아 겨드랑이 아래 6촌의 대포(大包)혈에 이르기 때문이다. 양손을 교차하여 위로 쳐드는 단비경천에서 발뒤꿈치를 들거나 발끝을 치켜드는 것은 되도록 효과적으로 비위경(脾胃經)의 기혈을 순환시켜, 보비익폐(補脾益肺)의 효과에 이르게 하기 위함이다.

오행 학설에 근거한 폐와 신의 경우도 모자 관계로서 폐(肺)는 金에 속하고 신(腎)의 어미이며, 신(腎)은 水에 속하고 金의 자식이기 때문이다. 만약 신기(腎氣)가 과다하게 허(虛)하여도 자식이 어미의 기운을 빼앗으므로 폐(肺)의 질환이 생기게 된다. 그러므로 폐 질환을 치료할 때 반드시 보신(補腎)을 고려하여야 한다. 동양 의학 이론에서 "폐주기, 신위기지근(肺主氣 腎爲氣之根), 폐는 기를 주관하고 신은 기의 뿌리라"이므로, 익기양폐공에서 보비를 강조함과 동시에 보신 또한 상당히 중시하여야 한다. 익기양폐공에서 발을 들고 허리를 돌리는 동작이 비교적 많고 손가락에 무게를 두고 허리와 등을 같이 다스리는 것은 이러한 이론에 근거한 것이다.

도인양생공은 여러 곳에서 장부 경락을 꿰뚫어 음양오행의 변증법으로 "치병구본(治病求本)"한다. 이러한 것에 대해 의료계에서 말하기를, "도인양생공의 이론은 의학과 철학에서 하나의 산을 이룬다."라고 말한다.

4. 도인양생공 정신

하나의 국가나 사회가 존재하기 위해서는 정신문명의 건설이 매우 중요하다. 이러한 방면에서의 "사락팔호(四樂八互)"는 도인양생공의 정신을 발휘함에 매우 적극적인 작용을 한다.

1) 사락(四樂)

(1) 조인위락(助人爲樂): 도인양생공인은 다른 사람을 생각하는 정신이 많아야 하며, 사심 없이 남을 도와야 한다. 이러한 마음가짐에 충실하여야 생명의 소중함을 느낄 수 있다.

(2) 고중구락(苦中求樂): 도인양생공 수련자는 가난하고 안락하며 영험한 정신과 적게 받고 많이 봉헌하며 쓴맛을 두려워 말고, 무거운 짐을 용기 있게 짐으로써, 고난 중에 즐거움을 찾고 솔선하는 중에 번뇌를 잊게 되어야 한다.

(3) 자득기락(自得基樂): 즐거운 취향은 끝이 없고 귀함은 스스로 찾는다. 붓을 휘저어 먹물을 뿌리는 것은 정서의 즐거움으로 기르는 것이요, 책을 열심히 읽는 것은 시야를 넓히는 즐거움이요, 책을 쓰고 가르치는 것은 창조와 봉사의 즐거움이요, 도인을 공부하는 것은 건강과 장수의 즐거움이라. 이렇게 볼 때 백 가지 길에 백 가지 취미가 있고, 백 가지 일에 백 가지 즐거움이 있으나 이 중에서 가장 중요한 것은 스스로 찾는 것이다.

(4) 지족상락(知足常樂): 실제로 자신에게 가능한 목표를 설정하여 추구해야 한다. 남에게 가혹한 요구를 하지 말고, 자신에게 엄격해야 하며, 불순한 마음이 들면, 자신의 현 위치

를 돌이켜 보고, 과거를 살피고, 다른 사람의 경우를 살펴보면, 곧 번뇌로부터 새로운 출발을 할 수 있게 된다.

2) 팔호(八互)

(1) 도덕상호경(道德上互敬): 도덕을 서로 공경하라.

(2) 사상상호촉(思想上互促): 사상을 서로 재촉하라.

(3) 정신상호위(精神上互慰): 정신을 서로 위로하라.

(4) 신식상호통(信息上互通): 기감을 서로 소통하라.

(5) 공법상호학(功法上互學): 공부 방법을 서로 배우라.

(6) 공리상호보(功理上互補): 공부 이론을 서로 보충하라.

(7) 공작상호방(工作上互幇): 일을 서로 거들라.

(8) 생활상호조(生活上互助): 생활을 서로 도우라.

위의 사락팔호(四樂八互)라는 도인양생공 정신은 모든 도인양생공 애호자와 수련자와 지도자와 진행자의 행동 준칙이다. 모든 도인양생공인들은 구시대의 사상 관념을 이러한 새로운 사상 관념으로 대체하고, 구시대의 도덕관념 또한 신시대의 도덕관념으로 대체하여, 우매하고 낙후한 풍습과 습관을 극복하는 사회를 만들어 국가와 민족은 물론 세계적인 문명의 발전에 기여하여야 하겠다.

도인양생공정신의 확실한 결실을 위하여, 근래에 우리들은 팔계율(八戒律)과 십요결(十要訣)이라는 구체적인 요구를 하고자 한다.

3) 팔계율(八戒律)

일계탐홀화인주(一戒貪吃和烟酒, 음식과 술, 담배를 탐함을 경계)

이계도박여도투(二戒賭博與盜偸, 도박과 도둑을 경계)

삼계만횡부진리(三戒蠻橫不進理, 게으름으로 진전이 없음을 경계)

사계경광작하류(四戒輕狂作下流, 가볍고 경솔하여 저속해짐을 경계)

오계영강기노유(五戒逞强欺老幼, 힘으로 노약자를 업신여김을 경계)

육계견재취신수(六戒見財就伸手, 재물을 쫓아 손을 벌림을 경계)

칠계재장무함인(六戒見財就伸手, 뇌물과 무고하는 사람을 경계)

팔계견위불상구(八戒見危不相救, 상대를 돕지 않고 위태로이 여김을 경계)

4) 십요결(十要訣)

(1) 오인연공위건신, 학료심체경광명(吾人練功爲健身, 學了心蒂更光明) 수련하는 것은 몸을 튼튼히 하기 위함이고, 배우고 깨달음은 마음의 문을 더욱 밝히기 위해서이다.

(2) 겸허근신문과희, 절막자구요교횡(謙虛謹愼聞過喜, 切莫自溝要驕橫) 겸허히 근신하는 것은 큰 기쁨을 알기 위함이요, 스스로 교만해짐을 잘라내기 위해서이다.

(3) 공평정직인위상, 심명대의불순정(公平正直忍爲上, 深明大義不徇情) 공평 정직 인내하면 위로 오를 것이고, 대의를 잘 알고 있으면 정에 얽매이지 않는다.

(4) 불의지재절막취, 탐장왕법기화근(不義之財切莫取, 食贓枉法起碼根) 옳지 않은 재물을 절대 취하지 말고, 뇌물을 탐하고 도리를 버리면 화근이 생긴다.

(5) 대인례모관굉량, 명변시비설능행(待人禮貌寬宏量, 明辯是非說能行) 사람을 대함에 예절과 용모를 넓고 크게 가져야 하며, 옳고 그름을 분명하게 하라.

(6) 방조별인성심의, 위인위의불추심(幇助別人誠心意, 僞仁僞義不追尋) 남을 도움에 성심을 다하고, 거짓 자애와 거짓 의리를 쫓지 말라.

(7) 인약무리물동수, 아약리휴감인승(人若無理勿動手, 我若理虧甘認承) 사람이 생각이 없으면 손을 움직이지 않고, 이지러지면 받들어지기를 바랄 것이다.

(8) 환초진격유분촌, 불위구명불상인(還招進擊有分寸, 不爲救命不傷人) 나아가고 부딪침에 분초가 있어야, 다친 사람의 목숨을 구할 수 있다.

(9) 존사애도종유익, 안부교학구신심(尊師愛徒終有益, 按部敎學溝信心) 큰 스승은 무리를 사랑하고 잇속을 버리며, 가르치고 어루만져 신심을 일깨운다.

(10) 항격알도물수연, 위착진리용헌신(抗擊歹徒勿手軟, 僞着眞理勇獻身) 순항을 막는 나쁜 무리는 부드러이 대하지 말며, 진리를 위해 용감히 헌신하라.

도인양생공은 이렇게 지체를 단련하고, 정신을 수양하며, 덕을 닦고 마음을 길러 몸을 수련함이 긴밀히 결합되어야만, 사람들로 하여금 "능수일이기만가, 견리이불유, 견해불구, 관서불행, 독락기신(能守一而棄万苟, 見利而不誘,見害不懼, 寬舒不行, 獨樂其身; 하나를 지키기 위해 만 가지 번거로움을 버리고, 날카롭게 보아 유혹을 뿌리치며, 손해를 보매 두려워 말고, 넓게 펼쳐 나아가지 말고, 그 한 몸을 홀로 즐기라)"이라고 말할 수 있다. 사람들의 생활은 이 드넓은 세상에서 그 사상이 필연적으로 사회와 자연의 영향을 받음으로써, 각종 자극에 대한 상대적인 반응이 나타날 수밖에 없다. 그러므로 소위 건강은 한 사람의 질병이나 허약한 현상의 생리 작용만을 말하는 것이 아니라 양호한 정신 상태와 사회 적응 능력을 말하는 것이다. 세계 보건 기구에서 정의한 건강의 개념은 "건강이란 신체적 결함과 질병이 없어야 하고, 완전한 심리와 생리 상태 및 사회 적응 능력이 있어야 한다."라고 말했다. 이와 같이 사람을 돕고 즐거움을 가지고 행하는 준칙의 도인양생공 정신과 팔계율, 십요결이 물질과 정신문명을 촉진하여, 사람들의 심신 모두의 건강을 돕는 적극적인 작용을 촉진하게 될 것이다.

5. 도인양생공 수련의 3대 요소와 특징

1) 조심(調心)의 특징

◎ **의형결합, 중점재의(意形結合,重点在意):** 소위 의(意)란 의념과 사상 활동을 가리킨다. 형(形)은 자세를 말한다. 도인양생공 수련 시에 이미 요구한 자세와 규범 외에 의수(意守)를 결합시켜야 한다는 것으로서, 동작이 숙련됨에 따라 의념(意念)으로 변화되어야 한다는 것이다. 본 절에서는 오직 의념에 대한 설명을 하면서 형(形)의 문제로서, "봉동필시, 봉작필요(逢動必施, 逢作必繞)"의 특징을 기술한다.

(1) "중점재의(重点在意)"로 좋은 곳: 고대인들은 "수신양성, 전빙심의용공 修身養性, 全憑心意用功"이라 하여, 수련의 필수는 의수(意守)의 오르내림 공부라고 하였다. 이 말은 의수를 통해서 대뇌가 정화되어, 대뇌피질하의 식물신경중추와 심혈관, 호흡, 소화, 생식,

비뇨 등의 계통에 조절작용이 일어나, 기체의 항병력을 증강시키게 된다는 것이다.

우리는 50례의 환자를 대상으로 노궁과 상양혈을 3분간 의수(意守)토록 하여 시험 전후의 피부 온도를 측정한 결과, 의수 후의 온도가 의수 전에 비해 0.5°C~1.5°C 상승함을 보았다. 우한 철강공사 제1의원 의사 왕청이 상하이 의료용 ST-1, SK-1 숫자체온계를 이용하여, 실내온도 20°C~25°C에서 20례의 만성 폐질환 환자를 대상으로, 노궁, 신궐, 소상, 상양혈의 피부온도를 수련치료 전후에 측정해 보니, 네 곳의 온도가 높아졌다. (표 1-1 참조)

실험 결과의 고른 변화가 설명하는 것을 보면, 기체(機體)는 의식의 주도 아래서 움직임을 조정하고, 식물성 신경 계통의 기능을 개선하며, 교감 신경 중추의 긴장도를 높이거나 낮추며, 말초 혈관을 확장시켜 혈액의 순환을 증강시킨다. 이는 동양 의학의 "뜻이 있어야 기(氣)가 가고, 기가 가야지 혈이 가며, 혈이 가면 병이 없다"라는 이론이다.

▶ 연공(치료) 전후의 피부 온도 변화 (표 1-1)

	대상수	노궁(勞宮)	신궐(神闕)	소상(少商)	상양(商陽)
치료 전	20	34.25°C	35.31°C	32.74°C	31.9°C
치료 후	20	35.57°C	35.70°C	35.40°C	34.02°C
차이		1.32°C	0.39°C	2.66°C	2.12°C

의수(意守) 작용에 대해 진일보한 실험으로, 우리는 노궁(勞宮)과 용천(涌泉)을 각각 5분간 의수한 직후의 혈압과, 의수 후 5분간 휴식한 후의 혈압 변화를 관찰하였다. (표 1-2, 표 1-3)

▶ 고혈압 환자의 노궁혈 의수에 대한 혈압 변화 (표 1-2) mmHg x±SD

	사람 수	의수(意守) 전 혈압		의수(意守) 직후 혈압		의수(意守) 정지 5분 후 혈압	
		수축기 혈압	이완기 혈압	수축기 혈압	이완기 혈압	수축기 혈압	이완기 혈압
의수(意守) 전후 혈압의 차이와 비교	35	158.34	100.83	146.14 ±7.17 t=3.9263 P<0.01	94.43 ±4.84 t=8.3903 P<0.01	144.49 ±6.87 t=11.767 P<0.01	92.26 ±5.57 t=8.9701 P<0.01

▶ **고혈압 환자의 용천혈 의수에 대한 혈압 변화 (표 1-3) mmHg x±SD**

의수(意守) 전후 혈압의 차이와 비교	사람 수	의수(意守) 전 혈압		의수(意守) 직후 혈압		의수(意守) 정지 5분 후 혈압	
		수축기 혈압	이완기 혈압	수축기 혈압	이완기 혈압	수축기 혈압	이완기 혈압
의수(意守) 전후 혈압의 차이와 비교	35	157.43	100.26	148.06 ± 5.25 t=10.4657 P<0.01	95.00 ± 3.73 t=8.6674 P<0.01	144.09 ± 6.98 t=11.1378 P<0.01	91.29 ± 4.71 t=11.1172 P<0.01

위의 표 1-2를 보면, 35례의 고혈압 환자가 노궁(勞宮)혈을 의수(意守)하기 전의 평균 혈압은 158.34/100.83mmHg이고, 5분간 의수한 직후의 혈압은 146.14/94.43mmHg이며, 의수 정지 5분 후의 혈압은 144.49/92.26mmHg로 뚜렷한 혈압의 차이를 나타낸다.

위의 표 1-3을 보면, 35례의 고혈압 환자가 용천(涌泉)혈을 의수(意守)하기 전의 평균 혈압은 157.43/100.26mmHg이고, 5분간 의수한 직후의 혈압은 148.06/95.00mmHg이며, 의수 정지 5분 후의 혈압은 144.09/91.29mmHg로 나타나, 뚜렷한 혈압의 차이를 나타낸다.

노궁혈과 용천혈을 의수한 후의 혈압이 하강한 원인은, 의수가 대뇌 피하층과 신경 혈관의 조절로 중추의 기능이 회복되어, 식물성 신경 계통의 기능이 개선되었기 때문으로 본다.

(2) 의수의 강도에 관하여: 수련 중에 의수는 반드시 일정 정도의 적당한 강도를 강구해야 한다. 만일 그렇지 못하면 편차가 생겨 잘못된 길로 가게 된다. 의수의 강도가 너무 약하면 잡념이 자주 생겨, 전신(全神)의 수련에 영향을 미친다. 의수의 강도가 너무 강하면, 잡념은 감소하나, 긴장으로 인한 불필요한 감각이나 편차가 생긴다. 그러므로 적당한 의수의 강도는 매우 중요하다. 도인양생공에서 요구하는 의수의 강도는 "불가용심수, 불가무의구, 용심착상, 무의락공, 면면약존, 사수비수 不可用心守, 不可無意求, 用心着相, 無意落空, 綿綿若存, 似守非守"이다. 이 말은 "의수는 마음 쓰지 말고, 뜻을 구하지 말며, 상대에게 마음을 쓰고, 허공에 흩어지지 않으며, 면면히 이어져, 지킬 듯 지키지 않을 듯 하라."라는 것이다.

◎ **혈자리 의수(意守)는 병의 원인별로 달리 도인한다:** 도인양생공은 공법별로 질병을 예방하고 치료하는 용도가 각각 다르며, 의수하는 혈자리 또한 각각 다르다. 아래(표 1-4부터 1-25까지)의 도표로 상세히 설명한다.

2) 조식(調息)의 특징

◎ **동식결합, 착중우식(動息結合, 着重于息. 동작과 호흡을 같이 하되 호흡에 치중하라):** 이는 도인양생공에서 조식(調息, 숨고르기)의 특징 가운데 하나이다. 동(動)은 동작, 식(息)은 호흡으로서 한번 들이마시고 한 번 내뱉는 것을 가리킨다. 도인양생공 수련 시에 강조하는 것은 동작과 복식 호흡으로 세습심장(細習深長, 가늘고, 고르고, 깊고, 긴)이 긴밀하게 결합되는 것이다. 그 결합의 원칙은 기흡낙호(起吸落呼, 일으킬 때 들이마시고, 떨어뜨릴 때 불어냄)와 개흡합호(開吸合呼, 벌릴 때 들이마시고, 합할 때 불어냄), 선흡후호(先吸後呼, 먼저 마시고 뒤에 불어냄)와 비흡비호(鼻吸鼻呼)로서 들이켤 때 혀 밑을 입천장에 붙이고, 내쉴 때는 아래로 내린다.

· 도인양생공 수련에서 이용하는 세습심장(細習深長) 복식 호흡의 좋은 점

(1) 세습심장(細習深長, 가늘고, 고르고, 깊고, 긴)의 복식 호흡은 횡격 근육의 수축과 이완 범위를 증대시킴으로써, 간(肝) 위(胃) 비(脾) 장(腸)을 안마하여, 소화액의 분비를 촉진시켜, 소화 계통의 기능을 높여 주고, 간장의 어혈을 제거하여 혈액 순환을 촉진시켜 장기 사이의 인대와 장기의 평활근 역량을 증대시킨다.

(2) 세습심장(細習深長)의 복식 호흡으로 횡격막 상하 이동의 폭이 커짐으로써, 횡격 근육이 단련되고 역량이 증강되어, 호흡이 깊고 느리게 변화되어, 절성화(節省化)현상이 나타난다. 이는 폐장을 매번의 호흡 후에 비교적 긴 시간동안 휴식하게 하여, 비교적 다량의 신선한 공기를 흡입하게 하여 준다. 또한 폐와 호흡 근육을 피로하지 않게 하여 호흡 기능을 촉진시킨다.

(3) 세습심장의 복식 호흡은 힘을 분명하게 높여 주는 호흡 방식이다. 운동생리학에서는 호흡계의 기능을 크게 두 가지로 나눈다.

① 코, 기관, 기관지, 모세 기관지 등으로 이루어진 관(管, 호흡도)으로서, 이들은 체내의 기체를 교환하는 능력은 없고, 오직 기체가 통과하는 도로의 역할만을 한다. 그러므로 호흡무효강(腔)이라고 부른다.

② 폐는 여러 개의 아주 작은 폐포(약 7억 5천 개)로 이루어진 기체의 교환을 진행하는 장소이다. 관은 비록 체내 기관을 교환하는 능력은 없으나, 공기가 이곳에 반드시 충만된 후에 폐포가 기체의 교환을 진행한다. 그러므로 호흡도(관)의 용적에 의해 실질적인 호흡량이 정해진다. 동일한 시간 내에 세습심장(細習深長)의 복식 호흡을 하는 것과 표피 호흡을 하는 것과는 공기량에서 커다란 차이를 나타낸다.

◎ **질병부동, 호흡유별(疾病不同, 呼吸有別. 질병별로 호흡법이 다르다)**: 도인양생공 수련에서는 대부분 세습심장(細習深長)의 복식 호흡을 요구하지만, 어떤 동작에서는 다를 수도 있다.

(1) 도인보건공: 종합적으로 예방하고 치료하는 뜻을 가진 공법이므로, 수련자는 일반적으로 세습심장(細習深長)의 복식 호흡을 하여야 한다.

(2) 서심평혈공: 깊고 긴 복식 호흡의 기초 위에, 길고 부드럽고 느린 호기(呼氣)를 더해야 한다. 이는 동물 실험과 임상 실험에서 모두 증명된 바로, 호기(呼氣)는 중추 신경의 흥분을 증강시켜 부교감 신경을 확산시킴으로써, 신체의 말초 동맥을 넓혀 주어 경련을 풀어 주고, 미세한 혈액 순환 방해력을 감소시켜, 혈압을 낮추어 준다.

(3) 익기양폐공: 세습심장(細習深長)의 복식 호흡을 강조하며, 여기에 경흡중호(輕吸重呼, 가볍게 마시고 깊게 토함)의 방법을 더한다. 폐는 본래 흡기(吸氣, 들이키는 호흡)를 말할 수 없다고 알려져 있다. 폐는 호흡 근육(횡격 근육)을 수축시켜 흉강의 용적을 넓혀 줌으로써, 가슴의 내부 압력을 증대시켜, 대기압(大氣壓)에 의한 공기를 비공(鼻孔)으

로 통과시켜, 기관압을 이용해 폐 속으로 흡기가 형성되도록 한다. 이렇게 하여 흡기 과정을 폐 자체가 완성시키게 된다. 폐는 폐포(肺胞)주위에 있는 한 개 층의 혈관망 이외에 또 다른 한 개의 종횡으로 교차하는 탄성 섬유망이 있으며, 이러한 모양이(겹겹이 쌓인 상피 근육과 같다) 횡격막 등 호흡 근육을 수축시켜 흡기 시에 폐포의 팽창으로 길게 당기고 긴장시키는 것이다. 폐기종 환자의 흡기 시에는 이것이 지나치게 유리(遊離)되어짐으로써 탄성이 실각되어, 탄성 섬유망의 부담이 가중되며, 심지어는 단열되어 병정(病情)이 가중된다. 그러므로 폐기종 환자에게 익기양폐공을 수련시킬 때, 가볍게 흡기(吸氣)하는 방법을 사용하라고 권한다, 생리 해부학에서 우리에게 밝히는 것은, 횡격막을 이완시켜야지, 긴장될 때는 이 층의 종횡이 교차되는 탄소 섬유망이 단축되어 폐포를 압박함으로써 폐포 속의 공기를 밖으로 밀쳐내지 못하게 된다. 그러므로 길게 호기(呼氣, 숨을 내보내는)하는 방식이 비교적 쉽게 탁기를 밖으로 배출하게 된다. 특별히 폐기종 환자에게 긴 호기(呼氣)를 하도록 하여, 폐포벽 주위 탄성 섬유망의 탄성과 횡격 근육의 역량을 증대시켜, 폐기종 등 호흡 계통 질병의 예방과 치료에 활용한다.

(4) 화위건비공: 호흡의 장단(長短)과 경중(輕重)이 서심평혈공, 익기양폐공 등과 다르다. 그것들에는 요구하는 세습심장(細習深長)의 복식 호흡에 더해서 흡(吸)과 호(呼)를 대체로 가장 길게 요구한다. 이러한 호흡 방식으로 위(胃) 비(脾) 간(肝) 담(膽) 장(腸) 등의 장기(臟器)를 안마하여, 소화액의 분비를 촉진하고 그 기능을 높임으로써, 소화 흡수와 혈액 순환의 가속을 돕게 된다.

(5) 소근장골공: 호흡 방식은 화위건비공과 같다. 소근장골공은 목, 어깨, 허리, 다리 등 근골 계통의 질병을 예방하고 치료하는 경락도인동공이다. 동양 의학의 『소문·위론』에 "비주신지기육, 脾主身之肌肉, 비는 몸의 살을 주관"이라는 말이 있다. 이는 음식이 위로 들어가 비(脾)의 운화 흡수 작용에 의해 기육(肌肉, 살)을 영양한다는 말이다. 그러므로 영양이 충족되면 기육이 풍부해진다. 만일 비(脾)가 병이 들면 소화 흡수 기능에 장애가 발생하여 기육을 영양치 못해서 몸이 점점 마르게 된다. 비주기육(脾主肌肉)이란 바

로 이것이다. 또한 동의(東醫) 이론에 "비주사지(脾主四肢)"란 말이 있다. 사지(四肢)가 활동하기 위해서는 음식물의 소화에 의한 양기(陽氣)가 있어야 한다는 말이다. 또한 『소문·태음양명론』에서 "사지자, 제양지본야. 四肢者, 諸陽之本也"라 하여 우리 몸의 사지는 모든 양의 기본이라고 말한다. 다시 말해 수족이 활동하는데 필요한 청양(淸陽)의 기운은 비록 위장의 음식 소화가 원천이지만, 이는 반드시 비장의 운동 기능을 통해서 이루어진다는 것이다. 사람의 목, 어깨, 허리, 다리 등이 아픈 병은 모두 기육(肌肉, 살과 근육)과 관계가 있으므로, 소근장골공과 좌세제비공의 호흡 방식은 당연히 화위건비공이나 좌세보비공과 같다.

3) 조신(調身)의 특징

◎ 봉동필시, 봉작필요(逢動必施, 逢作必繞. 움직일 땐 반드시 넓게 펼치고, 지을 때는 반드시 휘돌려라): 이 말은 도인양생공이 여타 기공법과 다른 특징 가운데 하나이다. 일상생활의 동작은 각양각색으로, 어떠한 동작이 신체 작용에 좋은 효과가 있을 것인가 하는 문제에서, 역학 연구자들은 우리에게 휘돌리는 동작이라고 말한다. 휘돌리는 동작은 인체 자연 활동의 기본 규율에 부합되어, 힘을 쓸 수 있고 휘돌리는 부위에 힘을 받는 면적이 증가되어, 기공의 효과를 높여 준다. 이는 사람들이 세수할 때 물수건으로 깨끗이 닦는 것과 대강 물만 바르는 것과 같은 이치이다. 그러므로 도인양생공에서 특별히 "봉동필시 봉작필요"를 중시하는 것이다.

양팔을 휘감아 돌리는 것은 수삼음경(수태음폐경, 수소음심경, 수궐음심포경)과 수삼양경(수양명대장경, 수소양삼초경, 수태양소장경)을 강하게 자극함으로써, 그 음양을 조정하고 기혈을 창통(暢通, 펼쳐 통과)시키며, 적(積)을 없애고 어혈을 풀며, 심, 폐, 대장, 소장, 심포, 삼초 등 장부의 기능을 개선하여, 질병을 예방하고 치료한다.

양쪽 다리를 구부렸다 폈다 하고, 양발 끝을 위로 치켜들거나 땅을 헤집는 동작도 휘감아 돌리는 것과 같이, 족삼음경(足三陰經, 족태음비경, 족소음신경, 족궐음간경)과 족삼양경(족양명위경, 족태양방광경, 족소양담경)을 강하게 자극하여, 경락의 막힘을 뚫어줌으로서 이기화혈(理氣和血)하고 음양을 평형되게 하여, 위, 방광, 담, 비, 신, 간 등 장부의 기능을 증강시켜, 몸을 강하게 하고 병을 몰아낸다.

도인양생공을 수련하다 보면 머리와 목을 돌리는 동작이 비교적 많다는 것을 느낄 것이다. 목은 인후부가 있고 두뇌와 몸을 연결하는 중요한 길목이므로 목(경항부)의 보건이 매우 중요하다. 머리를 돌려 목을 풀면 수양명대장경의 천정, 부돌, 족양명위경의 인영, 수태양소장경의 천창, 견중유, 족태양방광경의 천주, 수소양삼초경의 천용, 족소양담경의 풍지, 임맥의 염천, 독백의 대추 등의 혈(穴)을 자극하여 해당 경락의 질병을 예방 치료하게 된다. (경락도 참조)

혈위(穴位)의 자극 효과는 다음과 같다.
① 천정(天鼎): 편도선염, 후두염, 목 임파 결핵, 설골근마비증, 연하불능
② 부돌(扶突): 목쉼, 인후종통(咽喉腫痛), 침 못 삼킴, 기침, 가래
③ 인영(人迎): 고혈압, 거친 숨소리, 갑상선종대, 인후종통, 발음 곤란, 두통, 기침, 천식
④ 천창(天窓): 인후종통, 갑상선 종양, 이명, 이롱(耳聾), 목 뻣뻣함, 어깨통, 중풍언어장애
⑤ 견중유(肩中兪): 기관지염, 거친 숨소리, 기관지 확장증, 낙침(落枕), 기침, 견배통(肩背痛)
⑥ 천주(天柱): 후두통, 뒷목 강직, 인후염, 화병, 신경 쇠약, 어지럼증, 머리 쏟아짐, 코 막힘, 눈병, 간질, 소아 경기
⑦ 천유(天牖): 이명, 이롱, 목 강직, 인후통, 눈병, 다몽(多夢)
⑧ 풍지(風池): 감기, 어지럼증, 두통, 목 강직, 눈병, 비염, 이명, 이롱(耳聾), 고혈압, 간질, 편마비, 뇌 질환, 불면증, 학질, 영기(瘿氣)
⑨ 염천(廉泉): 기관지염, 인후염, 편도선염, 말 못함, 혀 마비, 식불하, 당뇨, 아구창
⑩ 대추(大椎): 발열, 더위, 학질, 정신 분열증, 간질, 기관지염, 거친 숨소리, 폐결핵, 폐기종, 간염, 혈액병, 습진, 풍마비, 견배통, 기침, 폐병, 옆구리 통증

도인양생공을 수련하다 보면 허리를 돌리는 동작 또한 상당히 많은데, 허리는 인체 활동의 축으로서, 허리를 돌리면, 전신을 끌어당기고, 양발이 진퇴 전환 되거나, 양손을 바꿔 돌리는 동작과 허리의 협조가 밀접한 관계를 맺게 된다는 것을 알 수 있다. 그러므로 허리를 잘 돌리는 것이 도인양생공의 수련을 완성하는 큰 관건이다.

동양 의학의 관점에서 볼 때, 허리와 등의 정중선을 독맥이 관통하고, 독맥이 관통하는 척추

는 신(腎)에 속하므로, 독맥이 잘 통한다는 것은 신기(腎氣)가 완성해진다는 것이며, 신기가 왕성해지면 정력이 충만되어 신체가 건강해진다.

서양 의학의 관점에서 보아도, 허리와 등을 돌리는 동작은 척추 신경과 식물성 신경의 기능을 개선시켜, 허리의 혈액 순환을 촉진시킴으로써 그 영양을 증가시켜, 허리와 등이 시린 통증이나, 허리 근육의 손상, 연조직의 끈적거림증 등의 예방과 치료에 유익하다.

◎ **송긴결합, 송관시말(松緊結合, 松貫始末. 이완과 긴장을 같이 하되 시작과 끝은 이완한다):** 여기서 말하는 송(松)은 정신을 고도로 집중하고 잡념을 배제하며, 몸을 충분히 이완하여 털끝 하나도 긴장하지 말라는 것이다. 간단히 말하면 정신이 태연하고 경쾌하며 손발이 편안하고 자연스러운 것이다. 정신이 이완된다는 것은 대뇌의 피하층을 휴식하게 하여 일체의 잡념을 배제시킴으로써 지체의 방송(放送, 이완)을 돕는 것이다. 지체(肢體)가 방송되면 기육(肌肉)의 모세 혈관이 개방되는 숫자가 증가되며, 혈관 벽이 부드럽게 펼쳐져 혈액 순환이 가속화되어 다시 정신의 방송을 돕게 된다. 이러한 방송으로 환자의 무조건 혈관 반사가 개선되고 혈관 운동 중추의 기능 상태가 개변되어 정상으로 빨리 갈 수 있는 길이 열리게 된다.

방송에 미치는 사안

① 정지의 파동과 기복으로 인한 수련 준비의 부족 → 동작의 긴장
② 의념의 과중과 어떤 한쪽 면을 추구함
③ 신체의 일정 부위의 병변에 의한 병변 부위 경직 → 예) 청광안(靑光眼)환자의 안정(眼睛), 고혈압과 신경 쇠약 환자의 머리 부위, 거친 숨소리 환자의 가슴, 위장 환자의 복부, 관절염 환자의 해당 관절
④ 자세의 부정확과 동작의 부조화 → 동작 긴장
⑤ 수련 시 나쁜 기분 → 동작의 불협조와 긴장

방송(放送)하는 요령

① 칠정(七情)을 통제하고 조용히 실마리를 생각하는 것이 좋은 수련 준비로서, 수련 전에

과다한 활동을 피하고, 마음을 비우되 신기(神氣)를 기쁘게 가져 심정(心情)이 편안한 상태에서 수련한다.

② 의수(意守)의 강도를 강구하여 "불가용심수, 불가무의구, 용심착상, 무의락공, 면면약존, 사수비수. 不可用心守, 不可無意求, 用心着相, 無意落空, 綿綿若存, 似守非守. 의수는 마음 쓰지 말고, 뜻을 구하지 말며, 상대에게 마음을 쓰고, 허공에 흩어지지 않으며, 면면히 이어져, 지킬 듯 지키지 않을 듯 하라"라는 원칙을 준수하여야 한다.

③ 질병에 의해 생기는 병변 부위의 긴장은, 수련 전에 해당 부위를 스스로 안마하여 긴장을 해소시켜야 한다. 예) 안면 마사지와 안구 운동, 복부 안마 등

④ 동작의 규정을 준수하고 급하게 동작하지 않아야 한다.

⑤ 수련 시 호흡을 고르게 하여야 한다. 초급자는 자연 호흡으로 시작하며 동작과 맞추지 않아도 된다. 숙달되었을 때 동작과 호흡을 맞추어야 한다.

방송(放送)의 준칙

① 정신 안정, 심정서창(心情舒暢), 두경(頭頸) 부위 가볍게 이완

② 수련 시 몸의 감각이 구부러진 명주실같이 이완하고, 손발과 전신이 열감, 개미가 기어가는 느낌, 미세 전류가 통과하는 느낌, 저린 느낌, 가볍게 회오리치는 느낌, 살이 떨리는 느낌 등이 나타나도록 한다.

도인양생공 수련 시에 요구하는 것은 방송(放送)외에, 때때로 짧고 점진적인 힘쓰기를 요구한다. 즉 긴(緊)이라 일컫는다. 예를 들어 노궁(勞宮)혈 누르기, 흉복부 안마, 귀 주무르기와 얼굴 비비기, 어깨 치기와 다리 때리기 등을 할 때 힘을 주어야 한다. 오로지 적당하고 편하게 힘을 줌으로써, 상응 부위를 일정 정도 자극하게 되어, 내기(內氣)의 정상적인 진행을 촉진시켜 신체를 건강히 하고 질병을 치료하는 효과를 얻는다. 결론적으로 말해 송(松)은 근본이고 긴(緊)은 순간이며, 송은 게으르지 않게 긴(緊)은 뻣뻣하지 않게 하여야 한다.

◎ **동기초절, 행우지지(動其梢節, 行于指趾. 마디 끝을 움직이고 손발가락이 나아가라):** 동

기초절은 규정에 의해 팔꿈치와 무릎 아랫부분의 각 관절을 움직이라는 것이고, 행우지지는 리듬 있게 손가락과 발가락을 움직이라는 것이다. 이는 도인양생공 수련에서 특별히 신체 말단의 작은 관절과 작은 기육(肌肉)의 움직임을 중시한다는 것이다.

동양 의학에서 가리키는, 경락을 운행하는 기혈의 도로는 십이 경맥 위주이고, "내속우장부, 외락우지절, 內屬于臟腑, 外絡于肢節"이라고 말하는 것은, 인체의 내외는 서로 연관되어진 하나의 유기적 정체(整體)라는 것이다. 십이 경맥은 좌우에 각각 1조로 이루어져 서로 대칭을 이루며, 그 생리 현상은 좌우가 평형되며 일정하게 흐르는 노선 방향이 있다. 손발 끝은 십이 경맥의 시작점과 끝점이다. 그러므로 손끝과 발끝을 움직이면 유관 경맥의 기혈이 펼쳐져 통하게 되고, 좌우 평행에 도달하여 질병을 치료하게 된다.

동의 이론에서 말하는 "오장유질, 취지십이원. 五臟有疾, 取之十二原"이란 원혈(原穴)이 내장병을 치료하는 중요한 자리라는 것이다. 이러한 원혈은 모두 손목과 발목에 있다.

동의(東醫)에서 또 가리키는 이론으로 오장과 관계된 여덟 군데의 제일 허약한 부위가 관절에 있다고 말한다. 즉 심폐의 사기(邪氣)가 있으면 그 기운이 양 팔꿈치에 있고, 신(腎)에 사기가 있으면 그 기운이 양쪽 오금쟁이에 머무르며, 간(肝)에 사기가 있으면 그 기운이 겨드랑이에 머무르고, 비(脾)에 사기가 있으면 그 기운은 양쪽 넓적다리에 머무른다고 하였다. 도인양생공은 위의 이론에 근거하여 "동기초절, 행우지지"라는 특징을 가진다.

경맥의 구체적인 분포(경락도 참조)와 주요 치료 범위(손톱 부위)

① 손1지 폐경: 감기, 기침, 기관지염, 가슴 답답증, 숨참, 거친 숨소리, 백일해, 소아 소화 불량 등

② 손2지 대장경: 중풍 혼미, 고열, 치통, 두통, 변비, 무른 변, 인후통 등

③ 손3지 심포경: 심근염, 가슴 두근거림, 심통, 가슴 번열, 심교통, 불면, 정신병 등

④ 손4지 삼초경: 열병, 인후염, 결막염, 두통, 이롱(耳聾), 이명, 갈증 입 건조, 소변량 줄어듦, 빈뇨, 부종 등

⑤ 손5지 안쪽 심경, 바깥쪽 소장경: 가슴 두근거림, 불면, 심구역통, 번열감, 열병, 황달, 목구멍 마비감, 소화 불량, 십이지장 궤양 등

⑥ 발1지 내측 비경, 외측 간경: 월경 과다, 소화도 출혈, 복통, 복부 부종, 소화 불량, 사지 권
태, 변비, 고혈압, 불면, 간염, 혈소판 감소증, 눈 아픔, 폐병 등

⑦ 발2지 위경: 소화 불량, 위장병, 위산 과다, 복부 부종, 치통, 얼굴 마비, 두통 등

⑧ 발3지 경락 분포 없음

⑨ 발4지 담경: 두통, 고혈압, 결막염, 담낭염, 시력 불명, 다몽(多夢), 이롱(耳聾), 좌골 신경
통 등

⑩ 발5지 방광경: 두통, 중풍, 태반 불안, 배뇨 곤란, 유뇨(遺尿), 목 강직, 간질

⑪ 발바닥 신경: 신장병, 요통, 놀램, 다몽(多夢), 생식계 질환, 방광염, 생리 불순, 발바닥통,
신경 쇠약 등

정리하면, 손 발끝은 십이 경맥의 시작점과 끝점이고, 손목과 발목 부근은 십이 경맥의 원혈(原穴)이 있으며, 팔꿈치와 무릎은 내기(內氣)가 쉽게 막히는 부위이다. 그러므로 도인양생공 수련 시에 손 발끝과 손목 발목 및 팔꿈치 무릎 부위를 중시하여야 한다. 예를 들어 도인보건공의 추창망월, 영풍탄진, 서심평혈공의 백원헌과, 황앵첩방, 익기양폐공의 경주평도, 홍안비공, 화위건비공 각각의 자세 중에서 발가락으로 땅을 헤집는 자세, 소근장골공의 뇌후추비, 선학유슬, 49식경락동공의 장추화산, 금룡반주, 서간이담공의 희작등지, 학경보출, 육진보원공의 금사부궐, 평사락안 등이 손가락, 발가락, 손목, 발목, 팔꿈치, 무릎 동작에 중점을 두어, 경락을 펼쳐 통행시킴으로서 기혈을 조화롭게 하고 음양을 평행되게 하여 오장을 편안하게 하는 효과가 있다.

◎ 유화완만, 연관원활(柔和緩慢, 連貫圓活. 부드럽고 완만하게 연달아서 원을 살려): 도인양생공 수련에는 사요(四要)와 사불(四不)을 요구한다. 사요는 요유화(要柔和), 요완만(要緩慢), 요연관(要連貫), 요원활(要圓活)이며, 사불은 불강경(不强硬), 불송해(不松懈), 불직왕(不直往), 불단속(不斷續)이다. 이 사요와 사불은 서로 촉진하며 서로 떨어질 수 없는 하나의 정체(整體)이다. 완만은 유화를 돕고, 유화는 원활을 도우며, 원활은 연관을 돕고, 연관은 유화를 돕는다. 소위 유화란 도인양생공을 수련할 때의 동작을 뻣뻣하지 않고 구속되지 않게 하라

는 것이다. 완만이란 수련 동작을 빠르게 하지 말라는 것이다. 연관이란 도인양생공 수련 동작의 시작과 마침을 막론하고, 동작의 허실 변화나 자세의 과도한 전환이 모두 긴밀하게 이어져 하나로 연관되어, 멈추는 현상이 나타나지 않아야 한다는 것이다. 다시 말해 하나의 동작이 매듭지어지면 곧바로 다음 동작을 시작하여, 체계적이고 균일한 속도로 전후를 꿰뚫어 수련하여야 한다. 소위 원활이란 도인양생공 수련 시에 상지 동작의 곳곳에서 활 모양을 그리며, 직접 오고 가는 것을 피하고, 명주실같이 이어지며 구름 가듯 물 흐르듯 나아가는 것이 봄누에가 실을 토하듯 계속 끝없이 연결되어야 한다는 것이다. 이로써 오장의 기운이 잘 돌아 기혈을 기르고 적을 풀어 어혈을 변화시킴으로써, 질병을 치료하여 병이 없이 강한 몸을 만드는 효과를 얻을 수 있다.

◎ **순경취혈, 이지대침(循經取穴, 以指代鍼. 손가락으로 침을 삼아 경락을 돌리고 혈자리를 취함):** 이는 도인양생공의 확실한 특징 가운데 하나로서, 여러 질환이 나타나는 경락의 병리를 파악하여, 그 경맥을 따라 조작하거나, 혈 자리를 자극하고 스스로 안마하여 아래와 같은 비교적 좋은 효과를 보게 된다.

(1) 장부의 기능을 조정하여 음양의 평형을 유지시킨다.

동양 의학에서 질병은 정기와 사기가 부딪쳐서 인체 음양 활동의 평형을 파괴하여 발생한다고 인식하고 있다. 음양이 실조되면 장부 기기(氣機)의 승강과 기혈 운행이 문란해져, 한 계열의 병리 변화가 나타난다. 양이 편성(偏盛)하면 곧 음허(陰虛)가 되고, 음이 편성하면 양쇠(陽衰)가 된다. 이것을 볼 때 음양은 물질과 기능이 병리상에서 서로 연관된다. 즉 기능이 항진되면 진액이 소모되는 등의 열성 증상이 나타나는 양성(陽盛)에 속하게 되며, 기능이 완전치 않거나 감퇴되면 탁음(濁陰)이 축적되는 한성(寒性)증상이 나타나는 음성(陰盛)에 이르게 된다. 『소문·음양상대론』에서 말한 "음승즉양병, 양승즉음병, 양승즉열, 음승즉한. 陰勝則陽病, 陽勝則陰病, 陽勝則熱, 陰勝則寒"은 이를 두고 한 말이다. 순경취혈, 이지대침은 장부의 기능을 조정하여 음양의 평형을 이루게 한다.

(2) 경락을 소통시키고 기혈을 조화롭게 한다.

동양 의학에서 가리키는 경락과 경혈은 모두 장부(臟腑)에 소속된다. 즉 경혈은 각각 어느 한 조의 경락에 소속되고, 각 경락은 또 어느 한 장부에 소속된다. 그러므로 체표의 일정 혈자리를 안마하거나 침구를 대신한 손가락을 이용하여 일정한 자극을 실시하면 곧 소속 장부의 어떠한 질병을 치료하게 된다.

(3) 정기를 돕고 사기를 내보내 체질을 증강시킨다.

『소문·사객편』에 "부족을 보충하고, 남는 것을 사(瀉)하여 허실을 조절함으로써 길에 통하게 되고 사(邪)를 몰아낸다."라고 하였다. 도인양생공 수련에서 순경취혈, 이지대침은 환자 스스로 관계되는 혈자리를 안마함으로써, 정기를 돕고 사기를 내보내 체질을 증강시킨다.

(4) 근골을 굳세고 강하게 하며, 관절을 부드럽게 한다.

오랫동안 한 가지 자세로 일하는 사람이나 노약자의 근육은, 관절막 등의 부드러운 조직에 긴축(緊縮)과 점연(粘連) 현상이 나타나, 근육이 아프고 관절이 부드럽지 못하다. 실제 임상에서 순경취혈, 이지대침은 관절의 미끄러운 진액의 대사(代謝)를 촉진시키고, 관절낭과 관절인대의 성질을 증강시켜, 관절을 미끄럽게 하고 끈적거리는 점도를 풀어주는 효과가 입증되었다.

(5) 혈액을 활발히 하여 어혈을 변화시키며, 부종을 해소시키고 통증을 멈추게 한다.

신체의 어느 부분이 손상되면, 모세 혈관의 파열로 출혈이 되어 손상 부위에 어혈과 붓고 아픈 증상이 나타난다. 순경취혈, 이지대침은 어혈을 풀어헤치고 아픈 증상을 해제시킨다. 단 상해를 입은 후에 바로 하지 말고 하루가 지나야 한다.

제4장

경락(經絡)의 정의

경락(經絡)의 경(經)은 "지름길(徑)"을 의미하며, 원줄기로서 곧게 가는 맥(脈)이다. 락(絡)은 경맥(硬脈)에서 갈라진 곁가지 맥(脈)으로서 그물눈과 같이 맥(脈) 사이를 서로 연결하고 있는 것을 말한다.

경맥(硬脈)은 전신(全身)의 기혈(氣血)을 운행시키고, 오장육부와 사지(四肢) 관절을 연계(連繫)시켜 주며, 상하내외(上下內外)를 통하게 하여 주고, 체내 각 부분을 조절하여 주는 통로이다. 경락 계통의 연계(連繫)를 통하여, 인체는 하나의 유기체적인 전체로 되어 있다.

현대 의학의 관점에서 경락(經絡)을 보면, 신경, 혈관 및 내분비 등의 구조 및 그 기능을 포함시킬 수 있다. 그러나 신경, 혈관 등의 구조와 기능만으로는 경락(經絡) 학설의 전부의 내용을 완전히 해석하기는 불가능하며, 더욱더 진보한 조사 연구를 기다려야 한다.

여기에서 경락이란 경맥과 낙맥의 총칭으로서, 12경맥, 기경팔맥(寄經八脈), 15별락(別絡), 손락(孫絡), 12경별, 12경근을 포괄하고 있다. 한마디로 말해서 경락이란 전신의 구석구석까지 기혈(氣血)을 운행시키는 통로이다.

1) 경맥(經脈)

인체 내에서 기혈(氣血)을 운행시키고, 체내의 각 부분을 연계시키는 주요(主要) 간선(幹線)이다. 정경(政經)과 기경(奇經)의 2개로 크게 나눌 수 있고, 양자는 공동하여 경맥(硬脈)의 계통(系統)을 구성한다.

2) 낙맥(絡脈)

낙맥(絡脈)은 경맥(經脈)에서 갈라진 그물 모양의 크고 작은 곁가지이다. 넓은 의미의 낙맥(絡脈)은 15락(十五絡), 낙맥(絡脈) 및 손락(孫絡)의 세 가지로 분류된다. 그중 전신에서 최대의 낙맥(絡脈)을 합하여 15조(十五條)라고 하고, 이것을 15락(十五絡)보다 약간 작은 낙맥(絡脈)은 전신의 各部에 흩어져 퍼져 있고, 수량도 많으며 좁은 의미의 "낙맥(絡脈)"이다. 낙맥(絡脈)보다 더 작은, 극히 많은 곁가지로 이루어진 것을 손맥(孫脈) 또는 손락(孫絡)이라 한다『靈樞. 脈度篇』.

낙맥(絡脈)의 주요 작용은 경맥(經脈)과 협력하여 전신(全身)의 조직을 그물눈과 같이 연결시켜 주고, 영위기혈(營衛氣血)을 운행시키는 것이다. 이외에 낙맥(絡脈)의 또 다른 의미는, 신체의 얇은 표면의 정맥혈관(靜脈血管)을 가리켜 말한다.

3) 수태음 폐경(手太陰 肺經)

12경맥의 하나로서, 그 순행 경로는 체내에서는 肺에 속하고, 대장(大將)에 연결되어 있으며, 당시 위(胃)와 인후(咽喉)에 연결되어 있다. 체표(體表)에서는 위쪽 흉부(胸府)의 바깥쪽에서, 상지(上肢) 안쪽의 앞을 따라서 아래로 향하여, 무지(拇指)의 끝부분에 이른다. 본경(本經)에 병이 있으면 주로 해수(咳嗽), 해혈(咳血), 천식(喘息), 구갈증(口渴症), 번조(煩燥), 어깨와 등의 통증, 손바닥의 발열(發熱)등의 증상(症狀)이 나타난다.

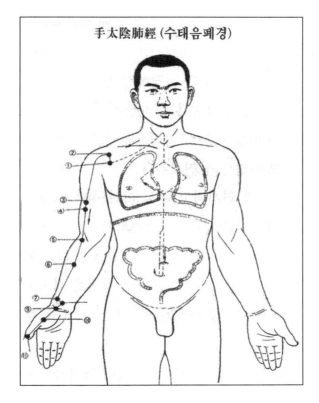

1. 중부(中府)
2. 운문(雲門)
3. 천부(天府)
4. 협백(俠白)
5. 척택(尺澤)
6. 공최(孔最)
7. 열결(列缺)
8. 경거(經渠)
9. 태연(太淵)
10. 어제(魚際)
11. 소상(少商)

4) 수소음 심경(手少陰 心經)

12경맥의 하나. 그 순행 경로는 체내에서는 심(心)에 속하고, 소장(小腸)에 이어져 있으며, 그 위에 인후부(咽喉部) 및 눈에 연결되어 있다.

체표(體表)에서는 겨드랑이 밑에서 상지(上肢) 안쪽의 아래를 따라서 아래로 향하며, 소지(小脂)의 끝부분에 이른다.

본경(本經)에 병(病)이 있으면 주로 귀머거리, 뺨의 부기, 턱 밑이 붓고 목을 돌릴 수 없게 된다.

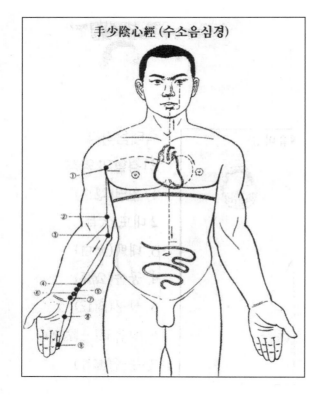

1. 극천(極泉)
2. 청영(靑靈)
3. 소해(少海)
4. 영도(靈道)
5. 통리(通里)
6. 음극(陰郄)
7. 신문(神門)
8. 소부(少府)
9. 소충(少衝)

5) 수궐음 심포경(手厥陰 心包經)

12경맥의 하나로서, 그 순행 경로는 체내에서는 심포락(心包絡)에 속하고, 삼초(三焦)에 이어져 있으며, 다시 횡격막(橫擊膜)에 연결되어 있다. 체표에서는, 가슴의 옆쪽에서 일어나며, 겨드랑이 밑, 상지(上肢) 안쪽의 한가운데를 통하여, 손의 중지(中肢) 끝에 이른다.

본경(本經)에 병(病)이 있으면 주로 심번(心煩), 심계항진(心悸亢進), 정신병(精神病), 얼굴색이 누렇게 된다. 눈이 벌겋게 충혈(充血)되는 등의 증상(症狀)이 나타난다.

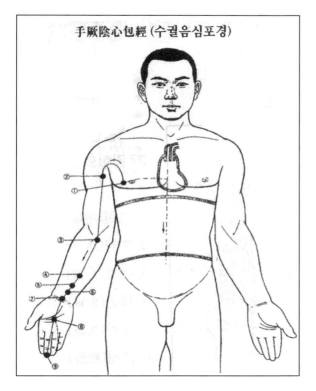

手厥陰心包經 (수궐음심포경)

1. 천지(天池)
2. 천천(天泉)
3. 곡택(曲澤)
4. 극문(隙門)
5. 간사(間使)
6. 내관(內關)
7. 태릉(太陵)
8. 노궁(勞宮)
9. 중충(中衝)

6) 족궐음 간경(足厥陰 肝經)

12경맥의 하나로서, 그 순행 경로는 체내에서는 간(肝)에 속하고, 담(膽)에 이어져 있으며, 다시 생식기(生殖器), 위(胃), 횡격막, 인후(咽喉), 안구(眼球)에 연결되어 있다. 체표에서는 발의 엄지발가락에서 하지(下肢)의 안쪽(발목 앞에서 안쪽으로 방향을 바꾼다.), 외음부(外陰部), 복부(腹部)를 거쳐서 가슴의 옆쪽에 이른다.

본경(本經)에 있으면 주로 구역증(嘔逆症), 요통(腰痛), 하리(下痢), 산기(疝氣), 야뇨증, 월경(月經)이 고르지 못하다. 자궁출혈(子宮出血), 구갈증(口渴症)등의 증상이 나타난다.

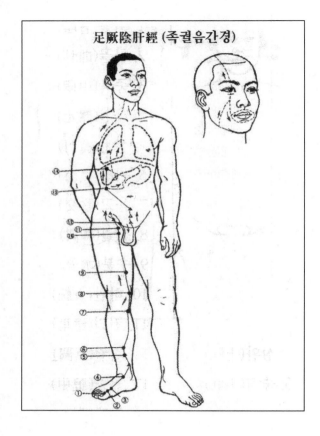

1. 태돈(太敦)
2. 행간(行間)
3. 태충(太衝)
4. 중봉(中封)
5. 여구(蠡溝)
6. 중도(中都)
7. 슬관(膝關)
8. 곡천(曲泉)
9. 음포(陰包)
10. 족오리(足五里)
11. 음렴(陰廉)
12. 급맥(急脈)
13. 장문(章門)
14. 기문(期門)

7) 족소음 신경(足少陰 腎經)

12경맥의 하나, 그 순행 경로는 체내에서는, 신(腎)에 속하고, 방광(膀胱)에 연계(連繫)되어 있으며, 다시 척수(脊髓), 간(肝), 횡격막, 인후부(咽喉部), 뼈의 뿌리, 폐(肺), 심(心), 흉강(胸腔)등으로 연결되어 있다.

체표에서는 발의 새끼발가락에서 발바닥의 오목한 곳, 안쪽 복숭아뼈, 하지(下肢) 안쪽의 뒤, 복부를 지나 흉부(胸部)에 이른다. 본경에 병(病)이 있으면 주로 입안에 열(熱)이 생긴다. 혀가 건조(乾燥)하여진다. 인후병(咽喉病), 배가 고파도 먹을 생각이 나지 않는다. 피로하고 수척(瘦瘠)하다. 해혈(咳血), 심계항진(心悸亢進), 가슴이 괴롭고 아픔, 번조(煩燥), 황달(黃疸), 얼굴빛이 흑색(黑色)이 된다. 사물이 흐릿하게 보인다. 원기(元氣)가 없다. 잠자기를 좋아한다. 설사 등의 증상이 나타난다.

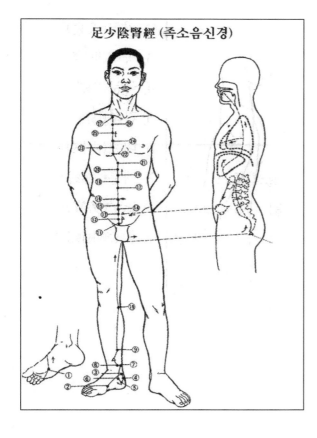

足少陰腎經 (족소음신경)

1. 용천(湧泉)
2. 연곡(然谷)
3. 태계(太谿)
4. 태종(太鐘)
5. 수천(水泉)
6. 조해(照海)
7. 복류(復溜)
8. 교신(交信)
9. 축빈(築賓)
10. 음곡(陰谷)
11. 횡골(橫骨)
12. 대혁(大赫)
13. 기혈(氣穴)
14. 사만(四滿)
15. 중주(中注)
16. 황유(肓兪)
17. 상곡(商曲)
18. 석관(石關)
19. 음도(陰都)
20. 복통곡(腹通谷)
21. 유문(幽門)
22. 보랑(步廊)
23. 신봉(神封)
24. 영허(靈墟)
25. 신장(神藏)
26. 욱중(彧中)
27. 유부(兪府)

8) 족태음 비경(足太陰 脾勁)

12경맥의 하나로서, 그 순행 경로는 체내에서는 비(脾)에 속하고, 위(胃)에 연결되며, 더욱이 심 및 혀의 뿌리에서 이어져 있다. 체표(體表)에서는 발의 엄지발가락에서 하지(下肢)의 안쪽(가운데쯤에서 앞으로 방향을 바꾼다), 복부, 흉부(胸部)를 따라서 가슴의 옆쪽에 이른다. 본경(本經)에 병(病)이 있으면 주로 위통(胃痛), 구토(嘔吐), 황달(黃疸), 부종(浮腫), 장염(腸炎), 애기(噯氣, 트림), 복창증(腹脹症, 배가 더부룩해지는 병증), 신체상에 참기 힘든 고통 등을 자각한다. 행동이 곤란하다. 배를 깔고 엎드릴 수 없다. 혀의 뿌리가 뻣뻣해진다. 소변이 잘 나오지 않는 등의 증상이 나타난다.

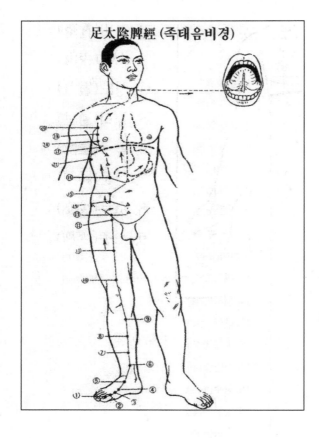

足太陰脾經 (족태음비경)

1. 은백(隱白)
2. 대도(大都)
3. 태백(太白)
4. 공손(公孫)
5. 상구(商丘)
6. 삼음교(三陰交)
7. 누곡(漏谷)
8. 지기(地機)
9. 음릉천(陰陵泉)
10. 혈해(血海)
11. 기문(箕門)
12. 충문(衝門)
13. 부사(府舍)
14. 복결(腹結)
15. 대횡(大橫)
16. 복애(腹哀)
17. 식두(食竇)
18. 천계(天谿)
19. 흉향(胸鄕)
20. 주영(周榮)
21. 대포(大包)

9) 수태양 소장경(手太陽 小腸經)

12경맥의 하나, 그 순행 경로는 체내에서는, 소장(小腸)에 속하고, 심에 이어져 있다. 더욱이 위(胃), 눈 및 귀 안쪽에 연결되어 있다. 체표(體表)에서는 소지(小指)의 끝부분에서 상지(上肢) 바깥쪽의 뒤로, 어깨뼈가 있는 자리, 목의 옆쪽, 얼굴, 눈을 거쳐서 귀에 이른다.

본경에 병(病)이 있으면 주로 귀머거리, 뺨의 부기, 턱 밑이 붓고 목을 돌릴 수 없다. 인후병 등의 증상이 나타난다.

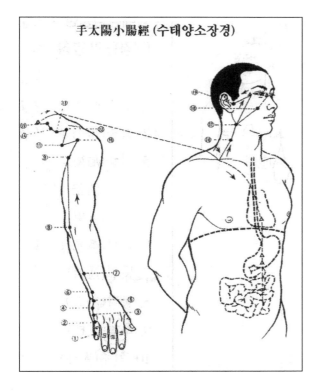

1. 소택(少澤)
2. 전곡(前谷)
3. 후계(後谿)
4. 완골(腕骨)
5. 양곡(陽谷)
6. 양로(養老)
7. 지정(支正)
8. 소해(小海)
9. 견정(肩貞)
10. 노유(臑兪)
11. 천종(天宗)
12. 병풍(秉風)
13. 곡원(曲垣)
14. 견외유(肩外兪)
15. 견중유(肩中兪)
16. 천창(天窓)
17. 천용(天容)
18. 권료(顴髎)
19. 청궁(聽宮)

10) 수양명 대장경(手陽明 大腸經)

12경맥의 하나로서, 그 순행 경로는 체내(體內)에서는 대장(大腸)에 속하고, 폐(肺)에 연결되어 있다. 몸의 표면에서는 식지(食指)의 끝에서 상지(上肢) 바깥쪽의 앞면, 어깨, 목, 뺨을 통하여 콧구멍 곁에 이른다. 본경에 병이 있으면 주로 설사를 하고, 전염성하리증(傳染性下痢症), 오한(惡寒), 목마름, 코피, 코막힘, 인후염(咽喉炎), 치통, 목의 부기 등의 증상이 나타난다.

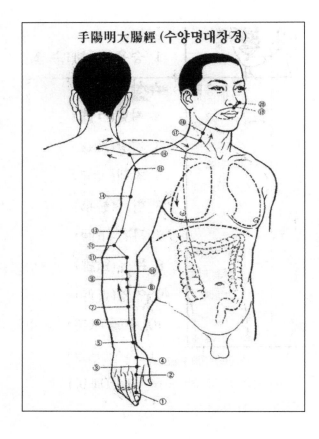

1. 상양(商陽)
2. 이간(二間)
3. 삼간(三間)
4. 합곡(合谷)
5. 양계(陽谿)
6. 편력(徧歷)
7. 온류(溫溜)
8. 하렴(下廉)
9. 상렴(上廉)
10. 수삼리(手三里)
11. 곡지(曲池)
12. 주료(肘髎)
13. 수오리(手五里)
14. 비노(臂臑)
15. 견우(肩髃)
16. 거골(巨骨)
17. 천정(天鼎)
18. 부돌(扶突)
19. 화료(禾髎)
20. 영향(迎香)

11) 수소양 삼초경(手少陽 三焦經)

12경맥의 하나, 그 순행 경로는 체내에서는 삼초(三焦)에 속하고, 심포락(心包絡)에 이어져 있으며, 더욱이 귀, 눈에 연결되어 있다.

몸의 표면에서는 약지(藥指, 無名指)의 끝에서 일어나서, 상지(上肢) 바깥쪽의 한가운데를 따라서 어깨, 목의 옆쪽, 머리의 옆쪽, 귀를 거쳐서 눈에 이른다.

본경(本經)에 병(病)이 있으면, 주로 귓병, 인후병(咽喉病), 눈병, 뺨의 부기(浮氣), 땀이 많이 나는 등의 증상이 나타난다.

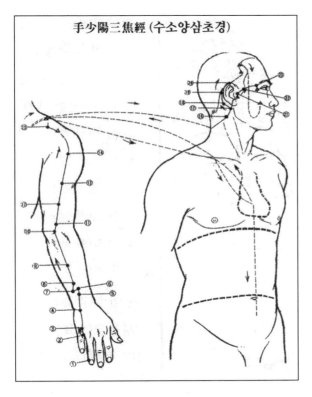

手少陽三焦經 (수소양삼초경)

1. 관충(關衝)
2. 액문(液門)
3. 중저(中渚)
4. 양지(陽地)
5. 외관(外關)
6. 지구(支溝)
7. 회종(會宗)
8. 삼양락(三陽絡)
9. 사독(四瀆)
10. 천정(天井)
11. 청냉연(淸冷淵)
12. 소낙(消濼)
13. 노회(臑會)
14. 견료(肩髎)
15. 천료(天髎)
16. 천유(天牖)
17. 예풍(翳風)
18. 계맥(瘈脈)
19. 노식(顱息)
20. 각손(角孫)
21. 이문(耳門)
22. 화료(禾髎)
23. 사죽공(絲竹空)

12) 족소양 담경(足少陽 膽經)

12경맥의 하나, 그 순행 경로는 체내에서는 담(膽)에 속하고, 간(肝)에 연계되어 있다. 몸의 표면에서는 눈에서 머리의 옆쪽(옆머리), 귀, 뺨, 목덜미, 어깨, 가슴과 복부(腹部)의 옆쪽, 하지(下肢)의 바깥쪽을 거쳐서, 발의 넷째 발가락 끝에 이른다. 본경 병(病)이 있으면 주고 학질 (瘧疾), 오한(惡寒), 두통, 안질(眼疾), 입안이 쓰다. 땀이 많이 난다. 턱이 아프다. 쇄골 및 겨 드랑이가 붓고 아프다. 가슴 및 옆구리가 아파 누워서 몸을 움직이기가 힘들다. 임파선 결핵 (淋巴腺 結核)등의 증상이 나타난다.

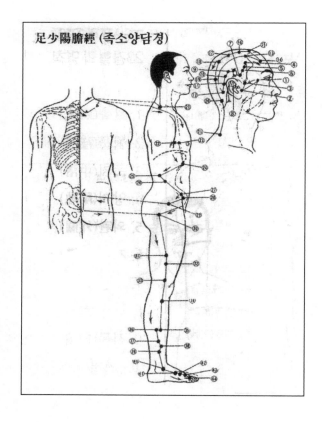

足少陽膽經 (족소양담경)

1. 동자료(瞳子髎)
2. 청회(聽會)
3. 상관(上關)
4. 함염(頷厭)
5. 현로(懸顱)
6. 현리(懸厘)
7. 곡빈(曲鬢)
8. 솔곡(率谷)
9. 천충(天衝)
10. 부백(浮白)
11. 두규음(頭竅陰)
12. 완골(完骨)
13. 본신(本神)
14. 양백(陽白)
15. 두임읍(頭臨泣)
16. 목창(目窓)
17. 정영(正營)
18. 승령(承靈)
19. 뇌공(腦空)
20. 풍지(風池)
21. 견정(肩井)
22. 연액(淵液)
23. 첩근(輒筋)

24. 일월(日月)
25. 경문(京門)
26. 대맥(帶脈)
27. 오추(五樞)
28. 유도(維道)
29. 거료(居髎)
30. 환도(環跳)
31. 풍시(風市)
32. 중독(中瀆)
33. 슬양관(膝陽關)
34. 양릉천(陽陵泉)
35. 양교(陽交)
36. 외구(外丘)
37. 광명(光明)
38. 양보(陽輔)
39. 현종(顯宗)
40. 구허(丘墟)
41. 족임읍(足臨泣)
42. 지오회(地五會)
43. 협계(俠谿)
44. 족규음(足竅陰)

13) 족양명 위경(足陽明 胃經)

12경맥의 하나로서, 그 순행 경로는 체내에서는 위(胃)에 속하고 비(脾)에 연결되어 있다. 몸의 표면에서는 코에서 얼굴, 옆머리, 목, 가슴과 복부, 하지(下肢) 바깥쪽의 앞을 지나, 발의 둘째 발가락 끝에 이른다. 본경에 병(病)이 있으면 주로 위장염(胃腸炎), 위통(胃痛), 배가 더 부룩하다 뱃속에 물이 괴는 병증, 인두염(咽頭炎), 코피, 목의 부기, 입술에 종기가 생긴다. 입이 비뚤어진다. 오한(惡寒)으로 몸이 벌벌 떨린다. 얼굴빛이 검은색이 된다. 정신 이상, 열병에 의한 발광(發狂)등의 증상이 나타난다.

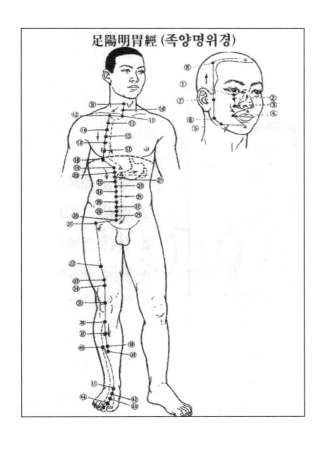

足陽明胃經 (족양명위경)

1. 승읍(承泣)
2. 사백(四白)
3. 거료(巨髎)
4. 지창(地倉)
5. 대영(大迎)
6. 협차(頰車)
7. 하관(下關)
8. 두유(頭維)
9. 인영(人迎)
10. 수돌(水突)
11. 기사(氣舍)
12. 결분(缺盆)
13. 기호(氣戶)
14. 고방(庫房)
15. 옥예(屋翳)
16. 응창(膺窓)
17. 유중(乳中)
18. 유근(乳根)
19. 불용(不容)
20. 승만(承滿)
21. 양문(梁門)
22. 관문(關門)
23. 태을(太乙)
24. 활육문(滑肉門)
25. 천추(天樞)
26. 외능(外陵)
27. 대거(大巨)
28. 수도(水道)
29. 귀래(歸來)
30. 기충(氣衝)
31. 비관(髀關)
32. 복토(伏兎)
33. 음시(陰市)
34. 양구(梁丘)
35. 독비(犢鼻)
36. 족삼리(足三里)
37. 상거허(上巨虛)
38. 조구(條口)
39. 하거허(下巨虛)
40. 풍융(豊隆)
41. 해계(解谿)
42. 충양(衝陽)
43. 함곡(陷谷)
44. 내정(內庭)
45. 여태(厲兌)

14) 족태양 방광경(足太陽 膀胱經)

12경맥의 하나로서 그 순행 경로는 체내에서는 방광(膀胱)에 속하고 신(腎)에 이어져 있으며 더욱이 뇌(腦)에 연결되어 있다. 몸의 표면에서는 눈에서 위로 향하여 정수리를 넘어 뒤로 향하여, 다시 밑으로 향하며 목덜미 등의 양쪽, 둔부(臀部), 하지(下肢)의 뒤를 지나 발의 새끼 발가락 끝에 이른다. 본경에 병이 있으면 주로 학질 전광(癲狂), 눈물이 자주 흐른다. 코피, 목덜미가 뻣뻣하다. 허리와 등의 통증, 치질, 소변이 자주 마렵다. 배뇨 시(排尿時)의 동통(疼痛, 몸이 쑤시고 아픔), 소변이 시원스럽게 나오지 않는 등의 증상(症狀)이 나타난다.

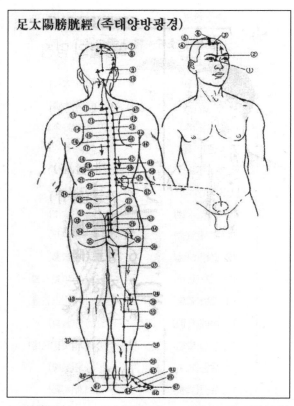

足太陽膀胱經 (족태양방광경)

22. 삼초유(三焦兪)	47. 혼문(魂門)
23. 신유(腎兪)	48. 양강(陽綱)
24. 기해유(氣海兪)	49. 의사(意舍)
25. 대장유(大腸兪)	50. 위창(胃倉)
26. 관원유(關元兪)	51. 황문(肓門)
27. 소장유(小腸兪)	52. 지실(志室)
28. 방광유(膀胱兪)	53. 포황(胞肓)
29. 중려유(中膂兪)	54. 질변(秩邊)
30. 백환유(白環兪)	55. 합양(合陽)
31. 상료(上髎)	56. 승근(承筋)
32. 차료(次髎)	57. 승산(承山)
33. 중료(中髎)	58. 비양(飛揚)
34. 하료(下髎)	59. 부양(跗陽)
35. 회양(會陽)	60. 곤륜(崑崙)
36. 승부(承扶)	61. 복삼(僕參)
37. 은문(殷門)	62. 신맥(申脈)
38. 부극(浮郄)	63. 금문(金門)
39. 위양(委陽)	64. 경골(京骨)
40. 위중(委中)	65. 속골(束骨)
41. 부분(附分)	66. 족통곡(足通谷)
42. 백호(魄戶)	67. 지음(至陰)
43. 고황(膏肓)	
44. 신당(神堂)	
45. 의희(譩譆)	
46. 격관(膈關)	

1. 정명(睛明)	8. 낙각(絡却)	15. 심유(心兪)
2. 찬죽(攢竹)	9. 옥침(玉枕)	16. 독유(督兪)
3. 미충(眉衝)	10. 천주(天柱)	17. 격유(膈兪)
4. 곡차(曲差)	11. 대저(大杼)	18. 간유(肝兪)
5. 오처(五處)	12. 풍문(風門)	19. 담유(膽兪)
6. 승광(承光)	13. 폐유(肺兪)	20. 비유(脾兪)
7. 통천(通天)	14. 궐음유(厥陰兪)	21. 위유(胃兪)

1. 기경팔맥

기경(奇經)은 경맥의 하나로서, 임맥(任脈), 독맥(督脈), 충맥(衝脈), 대맥(帶脈), 양유맥(陽維脈), 음유맥, 양교맥, 음교맥의 도합 8개의 경맥을 포함하고 있는 고로 기경팔맥(奇經八脈)이라 불린다.

특징은 오장육부와는 직접적인 연계(連繫)가 없으며, 기경상호간에도 아무런 관련이 없다.

"기경팔맥(奇經八脈)"은 기혈(氣血)의 운행이 조절하여 주는 특수한 통로(通路)로서, 기능상(機能上)으로는 12경맥의 부족을 보충하여 주는 일을 한다.

1) 독맥(督脈)

　기경팔맥(奇經八脈)의 하나로서, 회음부(會陰部)에서 일어나서 등의 척추 한가운데를 따라서 위로 향하고, 뒤통수를 거쳐서 정수를 넘어 윗니의 한가운데에 이른다(이상 모두 한가운데를 따라서 분포하고 있다).

　순행 과정에 있어서 척수(脊髓), 뇌(腦) 및 모든 양경(陽經, 手足의 삼양경(三陽經), 독맥(督脈), 양유맥, 양교맥)과 서로 연계되어 있다. 양경맥의 큰 줄기이다.

　본경에 병이 있으면 주로 정신 상태가 불안정하다. 정신 이상으로 실없이 잘 웃는다. 목과 등이 뻣뻣하다. 치질 야뇨증(夜尿症), 불임증(不姙症), 체력의 쇠퇴, 소변 누기가 힘들다. 탈항, 아랫배와 불알이 붓고 아프며 소변이 잘 나오지 않는 등의 증상이 나타난다.

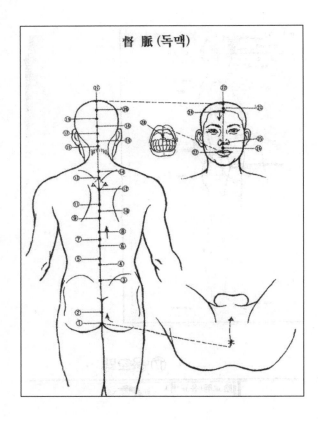

督脈 (독맥)

1. 장강(長强)
2. 요유(腰兪)
3. 요양관(腰陽關)
4. 명문(命門)
5. 현추(懸樞)
6. 척중(脊中)
7. 중추(中樞)
8. 근축(筋縮)
9. 지양(至陽)
10. 영대(靈臺)
11. 신도(神道)
12. 신주(身柱)
13. 도도(陶道)
14. 대추(大椎)
15. 아문(啞門)
16. 풍부(風府)
17. 뇌호(腦戶)
18. 강간(腔間)
19. 후정(後頂)
20. 백회(百會)
21. 전정(前頂)
22. 신회(顖會)
23. 상성(上星)
24. 신정(神庭)
25. 소료(素膠)
26. 수구(水溝)
27. 태단(兌端)
28. 은교(齦交)

2) 임맥(任脈)

기경팔맥(奇經八脈)의 하나, 아랫배 안쪽에서 일어나 척수뼈 속을 따라 위로 올라간다. 동시에 회음(會陰)부에서 나와서, 위로 올라가 음부(陰阜, 불두덩)에 이르며, 복부(腹部) 입술의 한 가운데에 이른다. 여기에서 좌우로 갈라져 눈에 이른다. 순행과정에 있어서 모든 음경과 서로 이어져 있다. 음경(陰莖)맥의 큰 줄기이다.

본경에 병(病)이 있으면, 주로 아랫배와 불알이 붓고 아프며 소변이 잘 나오지 않는다. 가슴과 복부의 내장(內臟) 기능의 상실, 정력이 허약해진다. 적대하, 백대하 등의 증상이 나타난다.

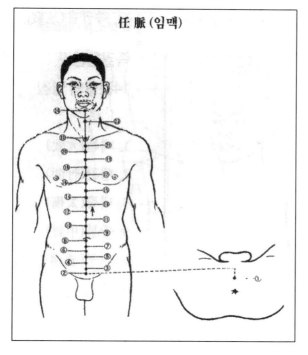

任 脈 (임맥)

1. 회음(會陰)	16. 중정(中庭)
2. 곡골(曲骨)	17. 전중(膻中)
3. 중극(中極)	18. 옥당(玉堂)
4. 관원(關元)	19. 자궁(紫宮)
5. 석문(石門)	20. 화개(華蓋)
6. 기해(氣海)	21. 선기(璇璣)
7. 음교(陰交)	22. 천돌(天突)
8. 신궐(神闕)	23. 염천(廉泉)
9. 수분(水分)	24. 승장(承漿)
10. 하완(下脘)	
11. 건리(建里)	
12. 중완(中脘)	
13. 상완(上脘)	
14. 거궐(巨闕)	
15. 구미(鳩尾)	

제5장

도인보건공(導引保健功)

"도인보건공"은 동양 의학의 전체 관념, 변증법적 치료와 경락 학설에 의해서 흔히 발생하는 질병의 원인, 병리를 이론에 근거하여 편찬한 것이다. 도인보건공은 질병을 종합적으로 예방 및 치료하는 효과가 있는 경락도인동공이다. 여러 해 동안 한 가지 혹은 여러 가지 질병에 걸린 319명의 환자들에게 도인보건공을 수련시켜 임상 관찰한 결과, 치료 효과가 현저하다는 것이 증명되었다.

공법의 특징

1. 의형결합(意形結合) 중점재의(重点在意):
   마음과 자세를 같이 하되 마음을 중시한다.

2. 동식결합(動息結合) 착중우식(着重于息):
   동작과 호흡을 같이 하되 호흡을 중시한다.

3. 주신방송(周身放松) 자세서전(姿勢舒展):
   온몸을 이완하고 자세를 편안하게 펼친다.

4. 봉동필시(逢動必施) 봉작필요(逢作必繞):
   움직일 때는 반드시 펼치고, 꾸밀 때는 반드시 감는다.

5. 제항송항(提肛松肛) 귀여식합(貴與息合):

항문의 축소와 이완을 호흡과 합해 귀하게 여긴다.

6. 완만유화(緩慢柔和) 원활연관(圓活連貫):

천천히 느슨하고 부드럽게 합함이 생기 있게 연이어지듯이 한다.

수련 준비

병보참립 주신방송(幷步站立 周身放松)

두 발을 나란히 서서 온몸을 이완시키고,

기정신렴 사상집중(气定神斂 思想集中)

정신을 집중하고 마음을 가다듬어

이연자득 준비연공(怡然自得 准备练功)

자연스럽게 수련을 준비한다.

수련 암기 묵념

夜闌人静万虑抛, 意守丹田封七窍,

呼吸徐缓搭鹊桥, 身轻如燕飘云霄.

고요한 밤중에 모든 잡념을 버리고

의념은 단전에, 7규(竅)를 닫고

호흡은 부드럽게, 혀끝은 입천장에

몸을 가볍게 제비처럼 창공을 날으라.

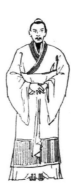

그림 1

주의 사항

1. 두 손을 단전에 포개고, 남녀 모두 왼손이 안쪽에 있다(그림 1).

2. 묵념이 끝나면 두 손을 몸 양측으로 내리고, 눈은 정면을 바라본다.

조식토납(調息吐納): 숨 고르기

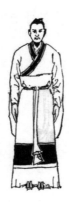

그림 2

준비 자세: 양 발끝을 앞으로 향하여 나란히 모으고, 양손은 자연스럽게 손끝이 아래로 향하도록 내리며, 몸의 중심을 편안히 하고, 눈은 수평 전방으로 향한다(그림 2).

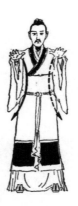

그림 3

1. 숨을 들이마시면서 항문을 조이며 단전으로 끌어올리듯이 한다. 무게 중심을 오른발로 옮기며 오른 다리를 반쯤 구부리고, 왼발을 왼쪽으로 어깨너비만큼 벌리면서 두 다리를 곧게 편다. 동시에 양 손을 천천히 앞으로 밀며 어깨높이까지 들어 올리고, 두 손 사이의 거리는

어깨너비와 같다. 손바닥은 아래쪽을 향하고 두 팔을 자연스럽게 편다. 눈은 앞을 바라본다(그림 3).

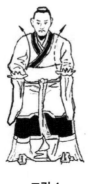
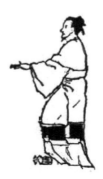

그림 4   그림 5

2. 숨을 내쉬면서 복부와 항문에 주었던 힘을 풀어 준다. 두 다리를 반쯤 구부리고, 동시에 두 팔꿈치를 약간 내리며 두 손을 복부 앞까지 내리누른다. 손바닥은 아래쪽을 향하고, 손가락은 앞쪽을 향한다. 눈은 앞을 본다(그림 4, 그림 5).

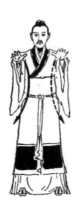
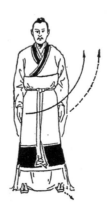

그림 6   그림 7

3. 숨을 들이마시면서 항문을 조이며 단전으로 끌어올리듯이 한다. 동시에 양 손을 천천히 앞으로 밀며 어깨높이까지 들어 올리고, 두 손 사이의 거리는 어깨너비와 같다. 손바닥은 아

래쪽을 향하고 두 팔을 자연스럽게 편다. 눈은 앞을 바라본다(그림 6).

4, 6은 2와 같고 5, 7은 3과 같다.

8. 숨을 내쉬면서 복부와 항문에 주었던 힘을 늦춘다. 몸의 중심을 오른발로 옮기며 왼발을 오른발 옆으로 모으고 두 다리를 곧게 편다. 눈은 앞을 바라본다(그림 7).

수련 횟수
8박자를 두 번 한다. 두 번째의 마지막 8박자는 두 다리를 곧게 펴고, 손바닥을 몸 양측으로 내려뜨리며 손끝은 아래로 향한다. 눈은 앞을 바라본다.

주의 사항
1. 두 손바닥을 앞으로, 위로 올릴 때는 어깨를 가라앉히고, 팔꿈치를 늘어뜨려야 하며 절대로 배를 내밀지 않는다.
2. 두 다리를 반쯤 구부릴 때, 허리를 이완하고 엉덩이를 거둬들이며, 절대 뒤로 젖히고 앞으로 기울이지 말아야 한다.
3. 정신을 집중하여 의념은 단전(丹田)이나 노궁(勞宮)에 둔다.

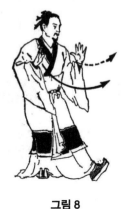
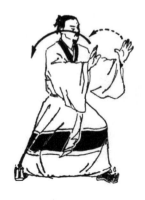

그림 8　　　　　　　　　그림 9

1. 숨을 들이마시면서 항문을 조이며 단전으로 끌어올리듯이 한다. 몸을 먼저 왼쪽으로 약 45도 회전하고, 이어서 오른쪽으로 약간 돌리면서 몸의 중심을 오른발로 옮기고 오른 다리를 굽히며 왼발을 왼쪽 앞으로 내디딘다. 왼발 뒤꿈치를 땅에 대고 허보한다. 동시에 두 팔은 자연스럽게 펴고 왼쪽 앞으로 호형을 그리면서 올리고 어깨높이까지 왔을 때, 팔꿈치를 구부리며 두 손을 가슴 앞으로 끌어당긴다. 손바닥은 앞으로, 손가락은 위로 향한다. 눈은 수평으로 왼쪽 앞을 본다(그림 8).

2. 숨을 내쉬면서 복부와 항문에 주었던 힘을 푼다. 몸의 중심을 앞으로 옮기면서 왼 다리를 굽힌다. 동시에 두 손을 허리 앞으로 내리고, 앞으로 밀어 올리며 손목은 구부려서 손가락을 세우고 팔은 자연스럽게 편다. 팔꿈치를 아래로 내려 마치 물살을 따라 배를 밀듯이 흘러내려 가볍고 날렵한 느낌을 준다. 눈은 왼쪽 앞을 본다(그림 9).

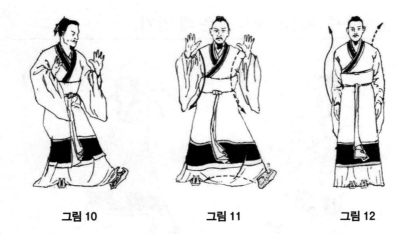

그림 10   그림 11   그림 12

3. 숨을 들이마시면서 항문을 조이며 단전으로 끌어올리듯이 한다. 몸의 중심을 오른발로 옮기고 오른 다리를 반쯤 구부리면서 왼 다리를 펴고 왼발 끝을 쳐들면서 허보한다. 동시에 두 손바닥의 손목을 풀고 손바닥을 아래로 향하게 한다. 몸을 약간 오른쪽으로 돌렸다가 왼쪽으로 돌리면서 두 팔꿈치를 구부리고 두 손을 위로 호형을 그리면서 가슴 앞으로 가져온다. 손바닥은 앞으로 향하고, 손가락은 위로 향한다. 눈은 왼쪽 앞을 본다(그림 10).

4는 2와 같고, 5는 3과 같고, 6은 2와 같다.

7. 숨을 들이마시면서 항문을 조이고 단전으로 끌어올리듯이 한다. 몸의 중심을 오른발로 옮기면서 오른 다리를 반쯤 구부리면서 왼 다리를 펴고 왼발 끝을 쳐들면서 허보한다. 양 팔을 자연스럽게 펴고 양 손바닥은 아래로 향하게 하고, 이어서 몸을 오른쪽으로 돌려 양 팔을 오른쪽으로 향하게 하여 어깨와 수평이 되게 한다. 눈은 앞을 바라본다(그림 11).

8. 숨을 내쉬면서 복부에 주었던 힘을 푼다. 왼발을 오른발 옆으로 모으고 구부려진 두 다리를 천천히 편다. 동시에 두 손을 몸 양측에 가져가며 팔을 자연스럽게 편다. 손가락은 아래로 향하고 눈은 앞을 본다(그림 12).

수련 횟수

8박자를 두 번 한다. 두 번째 8박자는 첫 번째 8박자와 같으며 방향만 다르다.

주의 사항

1. 허보를 할 때, 허리를 이완하고 엉덩이를 거둬들이며, 상체를 뒤로 젖히거나 앞으로 숙이지 않는다.
2. 궁보를 할 때 엉덩이가 튀어나오지 않으며, 엉덩이를 느슨하게 하고, 발꿈치를 들지 않도록 해야 한다.

견담일월(肩擔日月): 어깨 너머로 해와 달 보기

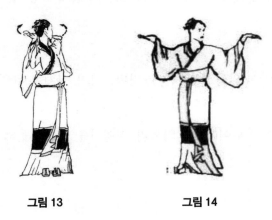

그림 13   그림 14

1. 숨을 들이마시면서 항문을 조이며 단전으로 끌어올리듯이 한다. 두 발은 움직이지 않고 상
   체를 왼쪽으로 90도 돌리며 양팔을 안쪽으로 돌린다. 이어서 두 손으로 호형을 그리면서 어
   깨높이로 들어 올린다. 두 손이 어깨높이에 이르렀을 때 팔을 밖으로 돌려 손바닥은 위로 향
   하고 팔꿈치를 구부린다. 팔꿈치는 아래로 내리고 위 팔뚝과 상체의 각도는 약 90도로, 팔을
   굽힌 각도는 약 100도가 되게 한다. 손바닥은 위쪽을 향하고, 손가락은 몸의 양측을 향하게
   한다. 앞 손은 해를 받쳐 주는 것 같고, 뒷손은 달을 받쳐 주는 것 같이 해와 달의 광채가 오
   장육부를 따뜻하게 하여 마음의 밭을 촉촉하게 적신다. 눈은 왼손을 본다(그림 13, 그림 14).

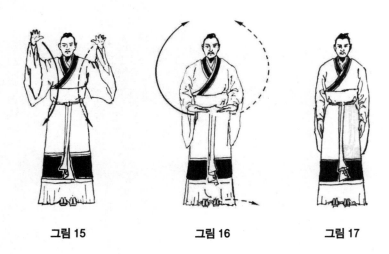

그림 15   그림 16   그림 17

2. 숨을 내쉬면서 복부와 항문에 주었던 힘을 푼다. 몸을 오른쪽으로 돌리며 두 손을 몸의 움직임과 동시에 밖으로, 뒤로 호형을 그리되 손바닥을 비스듬히 위로 향하게 하고, 손가락은 뒤쪽 위로 향하게 한다. 눈은 왼쪽 앞을 본다(그림 15).

동작을 멈추지 않고, 두 손바닥을 앞으로 가져오고, 몸 양측으로 내리며 곧게 선다. 손가락은 아래로 향하며, 눈은 앞을 본다(그림 16).

3은 1과 같으며 방향만 반대다. 4는 2와 같으며 방향만 반대다. 5는 1과 같다. 6은 2와 같다. 7은 3과 같다. 8은 4와 같다.

수련 횟수

8박자를 두 번 한다. 두 번째의 마지막 8박자는 두 손을 아랫배 앞에 위치하며 두 손바닥이 위로 향하고, 손끝은 서로 마주한다. 두 손바닥 사이의 거리와 손바닥과 복부 사이의 거리는 모두 10cm가 되도록 하며, 눈은 수평으로 앞을 본다(그림 17).

주의 사항

1. 어깨 위에 해와 달을 얹는 자세를 할 때 가슴을 펴고, 어깨는 내리고 팔꿈치는 구부리며, 손은 어깨 위에 있고, 팔꿈치는 어깨 아래에 있다.
2. 허리의 회전 폭이 충분해야 하고, 몸을 바르게 세우며, 좌우로 기울이거나 앞뒤로 젖혀서는 안 된다.
3. 의념은 명문(命門, 독맥혈에 속하며, 제2 요추 극돌기 아래에 있다)에 둔다.

붕조전시(鵬鳥展翅): 새가 날개를 펴는 동작

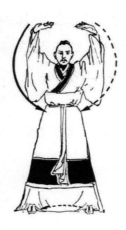

그림 18

1. 숨을 들이마시면서 항문을 조이며 단전으로 끌어올리듯이 한다. 몸의 중심을 오른발로 옮기면서 오른 다리를 반쯤 구부린다. 왼발을 왼쪽으로 한 걸음 벌려 디디되 그 사이를 어깨너비만큼 한다. 몸의 중심이 두 다리 사이까지 왔을 때 구부린 두 다리를 점차 곧게 편다. 동시에 두 손은 각각 좌우로, 위로 호형을 그리면서 머리 위에 이르게 하고 두 팔은 호형을 이룬다. 손바닥은 위쪽을 향하고, 손가락은 서로 마주하며 천천히 날개를 흔드는 형상을 한다. 눈은 수평으로 앞을 본다(그림 18).

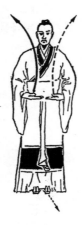

그림 19

도인양생공

2. 숨을 내쉬면서 복부와 항문에 주었던 힘을 푼다. 몸의 중심을 오른발로 옮기면서 오른 다리를 반쯤 구부린다. 왼발을 오른발 옆에 모으고, 구부려진 두 다리를 곧게 편다. 동시에 두 손은 각각 양쪽으로 내려와 배 앞으로 모으며 팔을 약간 구부린다. 손바닥은 위쪽을 향하고, 손가락은 서로 마주하며, 두 손바닥 사이의 거리와 손바닥과 배 사이의 거리는 모두 10cm이다. 눈은 수평으로 앞을 본다(그림 19).

3은 1과 같으나 오른발을 오른쪽으로 벌려 동작한다.

4는 2와 같으나 오른발을 왼발 옆에 모은다.

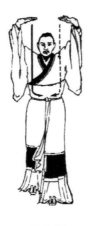
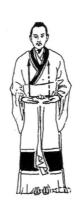

그림 20   **그림 21**

5. 숨을 들이마시면서 항문을 조이며 단전으로 끌어올리듯이 한다. 몸의 중심을 오른발로 옮기면서 오른 다리를 반쯤 구부린다. 왼발을 왼쪽 앞으로 내디디면서 왼발 허보를 이룬다. 이어서 몸의 중심을 천천히 앞발로 옮기며 두 다리를 곧게 펴고 오른발 뒤꿈치를 들어 올린다. 동시에 두 손은 몸 앞에서 함께 머리 위 앞쪽까지 올려 쳐들며 손바닥은 위로 향하고, 손가락은 서로 마주한다. 두 팔은 호형을 이루고, 눈은 수평으로 앞을 본다(그림 20).

6. 숨을 내쉬면서 복부와 항문에 주었던 힘을 푼다. 몸의 중심을 오른발로 옮기면서 오른쪽 발꿈치를 땅에 대고 오른쪽 다리를 반쯤 구부린다. 왼 다리를 곧게 펴고 왼발 끝을 쳐든다. 계속해서 왼발을 오른발 옆에 모으면서 두 다리를 곧게 편다. 동시에 두 손을 함께 앞으로, 아래로 아랫배 앞까지 내리며 두 팔은 원형을 이룬다. 눈은 수평으로 앞을 본다(그림 21).

7, 8은 5, 6과 같으나 오른발을 앞으로 내딛는 동작을 한다.

수련 횟수
8박자를 두 번 한다.

주의 사항
1. 정신을 집중하여 의념은 단전에 둔다.
2. 두 손바닥을 위로 받칠 때는 가슴을 펴고 발꿈치를 최대한 들어 올리며, 두 손바닥을 배 앞에 받칠 때는 가슴과 숨을 약간 머금고 상체와 하체가 조화를 이루도록 한다.

역반반석(力搬磐石): 바위 들기

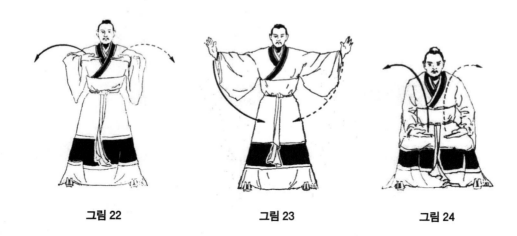

| 그림 22 | 그림 23 | 그림 24 |

1. 숨을 들이마시면서 항문을 조이며 단전으로 끌어올리듯이 한다. 몸의 중심을 오른발로 옮기면서 오른 다리를 반쯤 구부린다. 왼발을 왼쪽으로 한 발 크게 벌려 디디면서 몸의 중심을 두 발 사이로 옮기고, 두 다리를 곧게 편다. 동시에 두 손바닥을 위로 향하게 하고, 손가락은 서로 마주하며, 두 손바닥을 동시에 본다(그림 22).

   위의 동작을 멈추지 않고 두 팔을 안으로 돌려 두 손은 각각 얼굴 앞에서 좌우로 호형을 그리면서 어깨 양측에 이르며 두 팔을 자연스럽게 편다. 손바닥은 앞쪽으로 향하고 손가락은 비스듬히 위쪽을 향한다. 눈은 수평으로 앞을 본다(그림 23).

2. 숨을 내쉬면서 복부와 항문에 주었던 힘을 푼다. 두 다리를 천천히 구부려 말 타는 자세를 취한다. 동시에 두 팔을 안으로 돌려 손바닥을 아래로 향하게 하고 두 손은 호형을 그리며 내려온다. 무릎 아래에서 양팔을 둥글게 하고 손바닥은 위로 향하게 하고, 손가락은 서로 마주하며, 두 손의 간격은 약 10cm로 하여 돌을 드는 형상을 한다. 눈은 양손을 보며, 몸을 구부리거나 머리를 숙이지 않는다(그림 24).

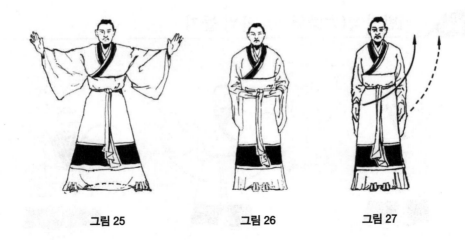

그림 25   그림 26   그림 27

3. 숨을 들이마시면서 항문을 조이며 단전으로 끌어올리듯이 한다. 두 다리를 곧게 펴고, 동시에 두 손바닥을 위로 들어 올리며 가슴 앞으로 왔을 때 두 팔을 안으로 돌려 두 손을 각각 위로 올리고, 좌우로 호형을 그리면서 어깨 양측으로 가져가며 두 팔을 자연스럽게 편다. 손바닥은 앞쪽으로 향하게 하며 눈은 앞을 바라본다(그림 25).

4, 6은 2와 같고, 5와 7은 3과 같다.

8. 숨을 내쉬면서 복부와 항문에 주었던 힘을 푼다. 몸의 중심을 오른발로 옮기면서 오른 다리를 구부리고, 왼발을 오른발 옆에 모으고 구부려진 두 다리를 천천히 편다. 동시에 두 손바닥은 몸 양측으로부터 복부 앞까지 들어 올리며, 손바닥은 위쪽으로 향하고, 손가락은 서로 마주한다. 두 손바닥 사이의 거리와 손바닥과 복부 사이의 거리는 10cm이며, 눈은 수평으로 앞을 본다(그림 26).

수련 횟수

8박자를 두 번 반복한다. 두 번째의 마지막 8박자에 오른발을 왼발 옆에 모으고 두 다리를 천천히 편다. 동시에 두 손을 내려 몸 양측에 붙이면서 나란히 선 자세를 취한다. 눈은 수평으로 앞을 본다(그림 27).

주의 사항

1. 정신을 집중하여 의념은 단전에 둔다.

2. 내려앉을 때 고개를 숙이거나 몸을 구부리지 말고, 몸을 일으킬 때는 머리를 들고 어깨를 가라앉힌다.

3. 손바닥으로 들어 올리는 동작 시, 천근의 돌을 옮긴다고 생각한다.

추창망월(推窓望月): 창 밀어 열고 달 보기

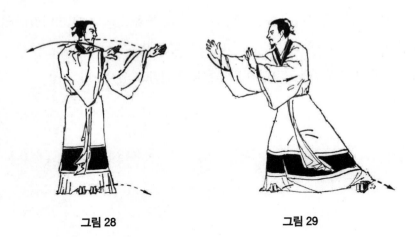

그림 28   그림 29

1. 숨을 들이마시면서 항문을 조이며 단전으로 끌어올리듯이 한다. 두 발을 움직이지 않고 몸을 약간 왼쪽으로 돌린다. 동시에 오른팔을 안으로 돌려 손바닥을 몸 앞으로 향하게 하고 왼쪽으로 위로 호형을 그리면서 왼쪽 어깨 앞까지 가져간다. 팔은 약간 굽힌다. 왼손의 손날을 안으로 돌리면서 왼쪽을 향해 가져간다. 엉덩이 옆에 이르렀을 때 팔을 밖으로 돌려 어깨높이까지 들어 올린다. 팔은 자연스럽게 펴며 손바닥은 앞쪽으로 향한다. 눈은 왼손을 본다(그림 28).

2. 숨을 내쉬면서 복부와 항문에 주었던 힘을 푼다. 몸의 중심을 오른발로 옮기면서 오른 다리를 반쯤 구부린다. 몸을 오른쪽으로 약간 돌리며 왼발을 왼쪽으로 크게 벌려 내딛고 발끝은 안으로 당긴다. 동시에 두 손바닥은 계속 위로 얼굴 앞을 지나 몸의 오른쪽으로 호형을 그리면서 움직인다. 오른팔은 자연스럽게 펴고 손바닥을 세운다. 왼손은 오른쪽 팔꿈치 안쪽에서 멈추며 손바닥은 오른쪽으로 향하고, 손가락은 위로 향한다. 눈은 오른손을 본다(그림 29).

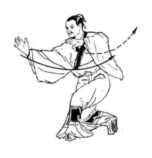 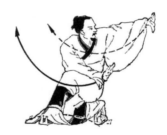

그림 30   **그림 31**

3. 숨을 들이마시면서 항문을 조이며 단전으로 끌어올리듯이 한다. 왼발바닥 앞을 축으로 왼쪽 발꿈치를 안으로 돌려 왼쪽발끝이 앞쪽으로 향하게 한다. 몸의 중심을 왼발로 옮기면서 왼 다리를 반쯤 구부린다. 오른발은 왼발 뒤쪽으로 들여 놓는다. 왼발바닥과 오른발바닥 앞부분으로 땅을 디디고 두 다리를 반쯤 구부린다. 왼팔은 왼쪽 가슴 앞에 있고 오른팔은 몸의 오른쪽에 있다. 눈은 오른손을 본다(그림 30).

4. 숨을 내쉬면서 복부와 항문에 주었던 힘을 푼다. 두 다리를 구부리며 꿇어앉아 반근보를 이룬다. 동시에 두 손은 계속 호형을 그리며 왼쪽으로 밀어내고, 왼손은 어깨보다 높고 손바닥은 왼쪽으로 향하고 손가락은 앞쪽을 향하며 왼팔을 자연스럽게 편다. 오른팔을 약간 구부리고 오른손가락은 앞쪽을 향하여, 마치 창문을 밀어서 달을 보는 듯 하고, 눈은 왼손 호구를 통해 멀리 바라본다(그림 31).

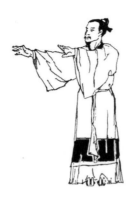   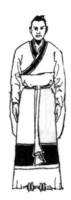

그림 32   **그림 33**

5. 숨을 들이마시면서 항문을 조이며 단전으로 끌어올리듯이 한다. 꿇어앉은 자세(반근보)로 두 손바닥은 아래쪽으로 향하고, 오른쪽으로 호형을 그리며 몸의 오른쪽으로 가져간다. 이어서 몸의 중심을 왼발로 옮기면서 오른발을 왼발 옆으로 나란히 붙이고 두 다리를 천천히 편다. 동시에 왼팔을 안으로 돌려 손바닥을 몸 앞으로 보내며 오른쪽에서 위로 향해 호형을 그리면서 가슴 앞으로 가져오며 팔을 약간 구부린다. 오른손을 먼저 안으로 돌린 후에 밖으로 돌리면서 오른쪽으로 향했다가 위로 향해 몸의 우측에 추켜올린다. 팔은 자연스럽게 펴고 손바닥은 앞쪽으로 향한다. 눈은 오른손을 본다(그림 32).

6은 2와 같고, 7은 3과 같고, 8은 4와 같다. 다만 방향만 반대이다. 두 번째 8박자는 첫 번째 8박자와 같다.

수련 횟수

8박자씩 2번 반복한다. 두 번째 8박자에서 7박자는 반근보로 '추창망월'을 한다. 마지막 8박자는 몸을 바르게 세우고 두 다리는 반쯤 구부리며, 동시에 두 손바닥은 아래로 향하여 다리 앞으로 가져온 후, 어깨높이로 들어 올린다. 이어서 왼발을 오른발 옆에 모으고 서서 원래의 자세로 되돌아간다. 두 손을 몸 옆으로 내리고, 눈은 수평으로 앞을 본다(그림 33).

주의 사항

1. 양팔은 호형을 그릴 때 이완하고, 반근보 자세로 손바닥을 밀 때 서로 협조, 일치되어야 한다.
2. 반근보 시, 상체는 곧게 펴고 앞 발끝은 바깥쪽으로 하고 두 다리는 구부리고 비틀어 조여야 한다.
3. 정신을 집중하여 의념을 노궁에 둔다.

영풍탄진(迎風撣塵): 바람 맞아 먼지 털기

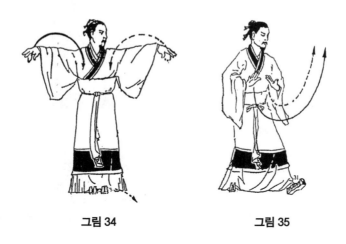

그림 34   그림 35

1. 숨을 들이마시면서 항문을 조이며 단전으로 끌어올리듯이 한다. 두 발은 움직이지 않고
   몸을 왼쪽으로 45도 돌린다. 동시에 두 팔을 안으로 돌려 각각 좌우로 호형을 그리면서
   몸 양측으로 쳐든다. 손바닥은 뒤쪽으로 향하며 팔은 자연스럽게 펴고 손은 어깨높이보
   다 약간 아래까지 올린다. 눈은 왼쪽 앞을 본다(그림 34).
   동작을 멈추지 않고, 몸을 약간 오른쪽으로 돌린다. 동시에 양팔을 바깥쪽으로 회전하여
   손바닥이 위쪽을 향하게 하고, 양팔은 자연스럽게 편다. 이어서 몸을 약간 왼쪽으로 돌리
   며 몸의 중심을 오른발로 옮긴다. 오른쪽 다리를 반쯤 구부리고, 왼발은 왼쪽 앞으로 내
   딛어 좌허보가 된다. 동시에 양팔을 계속 바깥쪽으로 돌려 위로 올리고 안쪽으로 호형을
   그리며, 양쪽 손등과 새끼손가락을 가슴에 붙이고, 손가락은 위쪽을 향한다. 눈은 왼쪽
   앞을 본다(그림 35).

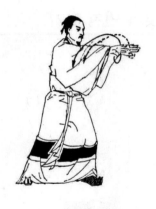
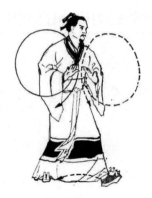

그림 36   그림 37

2. 숨을 내쉬면서 복부와 항문에 주었던 힘을 푼다. 무게 중심을 가라앉히며 천천히 앞으로 이동하여 좌궁보를 이룬다. 동시에 양쪽 손등으로 옷을 스치며 양쪽으로 내리고, 손을 약간 바깥쪽으로, 앞쪽으로 향하게 하며, 두 팔을 안으로 돌려 호형을 그리면서 먼지를 털듯이 가슴 앞으로 가져가며 두 팔은 자연스럽게 편다. 손바닥은 바깥쪽을 향하고, 눈은 왼쪽 앞을 본다(그림 36).

3. 숨을 들이마시면서 항문을 조이고 단전으로 끌어올리듯이 한다. 몸의 중심을 오른발에 옮기고 오른 다리를 반쯤 구부리면서 왼 다리는 펴고 왼발 끝을 들어 좌허보를 한다. 동시에 몸을 약간 오른쪽으로 돌리면서 두 팔을 바깥쪽으로 돌리고, 양 손바닥은 가슴 앞으로 호형을 그려 손등을 양쪽 가슴에 댄다. 손가락은 위를 향하고 눈은 왼쪽 앞을 본다(그림 37).

4는 2와 같고, 5는 3과 같고, 6은 2와 같고, 7은 3과 같다.

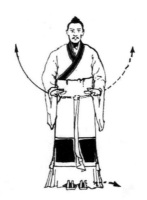

그림 38

8. 숨을 내쉬면서 복부와 항문에 주었던 힘을 푼다. 몸을 오른쪽으로 돌려 정면을 향하고 좌허보를 한다. 동시에 양 손바닥을 각각 안쪽으로 돌린 후, 바깥쪽으로 회전하여 손바닥이 위쪽을 향한다. 눈은 앞을 본다.

멈추지 않고, 왼발을 오른발 옆에 모으고 구부려진 다리를 천천히 편다. 동시에 두 팔을 접고, 얼굴 앞에서 복부 앞으로 호형을 그리며 내리는데, 손바닥이 아래로 향하고, 손가락은 서로 마주 보며 양팔은 둥글게 한다. 눈은 앞을 바라본다(그림 38).

수련 횟수
8박자를 두 번 한다.

주의 사항
1. 의념을 노궁에 둔다.
2. 발을 앞으로 내딛거나, 나란히 할 때 중심을 안정적으로 잡아야 한다.
3. 두 팔의 회전 폭이 커야 하며, 상하지(上下肢, 팔다리)가 조화를 이루어야 한다.

제8식 노옹불염(老翁拂髥): 노인 수염 쓰다듬기

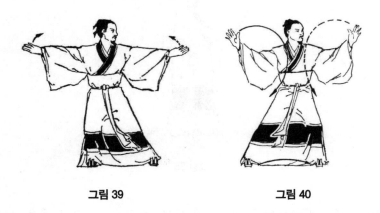

그림 39   그림 40

1. 숨을 들이마시면서 항문을 조이며 단전으로 끌어올리듯이 한다. 몸의 중심을 오른발로 옮기면서 오른 다리를 반쯤 구부리고, 왼쪽 발꿈치를 들어 올린다. 눈은 왼쪽 앞을 본다. 이어서 왼발을 어깨너비보다 약간 넓게 왼쪽으로 벌리고 발끝을 앞쪽으로 향하게 하며, 양팔을 안쪽으로 돌려 양손을 각각 좌우로 어깨높이만큼 들어 올리고, 양팔을 자연스럽게 펴고 손바닥은 뒤쪽을 향한다. 눈은 왼손을 본다(그림 39).

동작을 멈추지 않고 몸의 중심을 왼발로 옮기면서 왼쪽 다리를 반쯤 구부리며, 오른 다리는 편다. 동시에 두 팔을 바깥쪽으로 돌려 두 손바닥을 위쪽으로 향하게 하며 두 팔을 약간 구부린다. 눈은 왼손을 본다(그림 40).

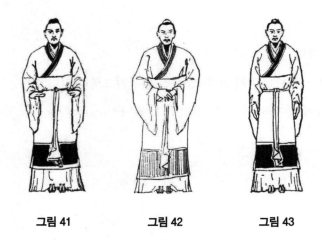

그림 41   그림 42   그림 43

2. 숨을 내쉬면서 복부와 항문에 주었던 힘을 푼다. 오른발을 왼발 옆에 나란히 붙이면서 구부려진 두 다리를 천천히 편다. 동시에 두 손바닥을 위로 올렸다가 얼굴 앞에서 호형을 그리면서 양손 호구로 수염을 쓰다듬는 듯 가슴 앞을 지나 몸 양측으로 내린다. 양팔은 호형을 이루며, 손바닥은 아래로 향하고 호구는 앞으로 향한다. 눈은 앞을 본다(그림 41).

3, 5, 7은 1과 같고, 4, 6, 8은 2와 같다.

두 번째 8박자는 첫 번째 8박자와 동일하나 두 발을 모으고, 머리는 정면을 향하여 움직이지 않고 동작한다. 마지막에 두 손바닥을 단전에 포개어 남자는 왼손이 안에 있고 여자는 오른손이 안에 있다(그림 42).

잠시 멈추었다가 몸 옆으로 내려뜨려서 발을 모으고 반듯하게 선 자세로 돌아간다. 눈은 앞을 바라본다(그림 43).

수련 횟수

8박자를 두 번 한다.

주의 사항

1. 정신을 집중하여 의념을 단전에 둔다.
2. 몸은 충분히 이완시키고 상체와 하체는 조화를 이루어야 한다.
3. 두 손바닥을 누르며 내릴 때, 백회를 위로 올리며 늠름한 자태를 드러낸다.
4. 수련이 끝나면 잠시 멈추었다가 수련 위치를 떠난다.

제6장

서심평혈공(舒心平血功)

'서심평혈공(舒心平血功)'은 말 그대로 심장을 편안히 하고 혈액의 흐름을 고르게 하는 공법이다. 구체적으로 '서심평혈공'은 심혈관계의 기능 향상과 고혈압, 저혈압, 관상 동맥 질환, 심장 박동 이상, 부정맥, 동맥 경화 등 심혈관계 질환을 예방·치료하는 경락도인동공이다. 수년간의 실험실 연구, 임상 적용 및 사회 조사를 통해 효과가 뚜렷하다는 것이 입증되었다.

공법의 특징

1. 의형결합 중점재의(意形結合 重点在意):

   마음과 자세를 같이 하되 마음을 중시한다.

2. 동식결합 착중우식(動息結合 着重于息):

   동작과 호흡을 같이 하되 호흡을 중시한다.

3. 순경취동 강조비선(循經取動 强調臂旋):

   경락이 순환되도록 동작하되 팔 비틀림을 중시한다.

4. 순경취혈 이지대침(循經取穴 以指代針):

   경락을 순환시키며 경혈을 취하되 손끝으로 침을 대신한다.

5. 송긴결합 송관시말(松緊結合 松貫始末):

   이완과 긴장을 같이 하되 시작과 끝은 이완한다.

6. 운동주신 완우기중(運動周身 緩寓其中):

   전신을 움직이되 내면은 느리게 한다.

주의 사항

1. 두 손을 단전에 포개고, 남녀 모두 왼손이 안쪽에 있다(그림 1).

2. 묵념이 끝나면 두 손을 몸 양측으로 내리고, 눈은 정면을 바라본다(그림 2).

수련 암기 묵념

고요한 밤중에 모든 걱정 버리고

의념은 단전에 7규(竅)를 닫고

호흡은 부드럽게 혀는 천정에

몸을 가볍게 제비처럼 창공을 날으라

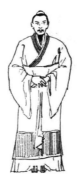

그림 1

수련 준비

병보참립 주신방송(并步站立 周身放松)

두 발을 나란히 서서 온몸을 이완시키고,

기정신렴 사상집중(气定神敛 思想集中)

정신을 집중하고 마음을 가다듬어

이연자득 준비연공(怡然自得 准备练功)

자연스럽게 수련을 준비한다.

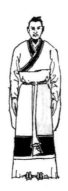

그림 2

문계기무(聞鷄起舞): 닭이 홰를 치려 하는 자세

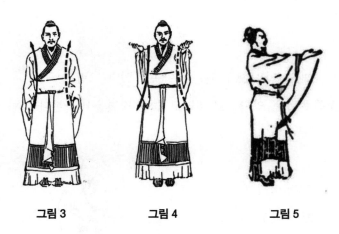

그림 3　　　　　　　그림 4　　　　　　　그림 5

두 발을 모으고 몸은 단정히 두 손은 몸 양쪽에 내리고 눈은 수평으로 앞을 바라본다(그림 3).

1. 숨을 들이마시면서 항문을 조이며 단전으로 끌어올리듯이 한다. 백회를 위로 올리는 듯 몸통과 발꿈치를 천천히 들어 올린다. 동시에 양 팔을 밖으로 돌려 펴고, 양손으로 예물을 바치듯이 천천히 가슴 앞까지 들어 올린다. 새끼손가락을 약간 위로 올려 어깨높이와 같으며, 두 손 사이의 거리는 어깨너비와 같고, 손바닥은 위쪽으로 향한다. 눈은 수평으로 앞을 바라본다(그림 4, 그림 5).

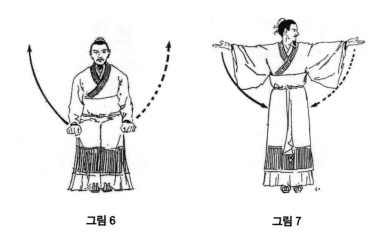

그림 6　　　　　　　　　　그림 7

2. 숨을 내쉬면서 복부와 항문에 주었던 힘을 푼다. 두 다리를 천천히 구부리면서 발꿈치를 내린다. 동시에 두 팔을 안으로 돌려 손바닥이 아래로 향하게 하고, 아래로 10cm 이동했을 때 가볍게 주먹을 쥐고 호형을 이루면서 다리 양쪽으로 내리며, 중충점으로 노궁혈을 짚는다. 눈은 앞을 바라본다(그림 6).

3. 숨을 들이마시면서 항문을 조이며 단전으로 끌어올리듯이 한다. 백회를 올리며, 두 다리를 천천히 펴면서 발꿈치를 들어 올린다. 동시에 주먹을 펴면서 양팔을 밖으로 돌려 어깨 높이로 들어 올리고, 손바닥이 위로 향하며 새끼손가락은 약간 위로 올라간다. 눈은 왼손을 본다(그림 7).

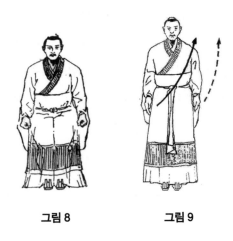

그림 8   **그림 9**

4. 숨을 내쉬면서 복부와 항문에 주었던 힘을 푼다. 두 다리를 천천히 구부리면서 발꿈치를 땅에 내린다. 동시에 양팔을 안으로 돌려 손바닥을 아래로 향하게 하고 약 10cm 아래로 내려왔을 때 두 손을 가볍게 주먹을 쥐고 내려와 다리 양측에 가져오며 중충점으로 노궁혈을 짚는다. 양팔은 호형을 이루고, 손목을 약간 올리며, 손바닥은 아래로 향한다. 손목의 안쪽과 다리 사이의 거리는 10cm이고, 권안(拳眼)은 앞을 향한다. 눈은 앞을 바라본다(그림 8).

5~8은 1~4와 방향만 다르다.

수련 횟수

8박자를 두 번 한다. 두 번째 8박자의 마지막 박자는 두 발을 모으고 선 자세로 양 손바닥을
몸 옆으로 내린다. 눈은 앞을 바라본다(그림 9).

주의 사항

1. 몸을 일으킬 때, 백회를 위로 하며, 몸 전체와 발꿈치를 끌어당기고, 가슴을 펴고, 어깨는
가라앉히고, 몸을 바로 하며, 발꿈치를 최대한 들어 올린다. 쭈그려 앉을 때 발꿈치를 먼
저 땅에 내리고, 양 무릎을 천천히 구부리며, 엉덩이를 내려 하늘과 땅이 관통하고, 천인
합일의 작용을 한다. 허리를 이완하고 엉덩이를 모으고 양 무릎을 서로 기댄다. 쭈그려
앉는 정도는 사람마다 다르므로 무리하게 일치하도록 강요해서는 안 된다.

2. 양손으로 물건을 끌어당겨 내리는 모양을 할 때 힘을 주는 순서는 어깨에서 시작하여 팔
꿈치에서 순응하여 손에 이른다. 사타구니 쪽으로 당겼을 때 주먹을 불끈 쥐고 중충은 노
궁혈을 약간 세게 누른 후 바로 천천히 풀어 준다.

3. 정신을 집중하여 의념은 노궁에 둔다.

백원헌과(白猿獻果): 흰 원숭이가 과일을 바치는 자세

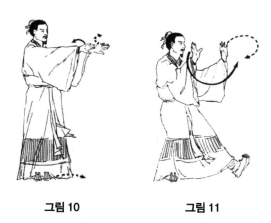

그림 10   **그림 11**

1. 숨을 들이마시면서 항문을 조이며 단전으로 끌어올리듯이 한다. 몸을 왼쪽으로 45도 정
   도 돌리며, 동시에 양팔은 안으로 돌려 손바닥을 바깥쪽으로 향하게 하여, 양손은 몸의
   회전에 따라 왼쪽 전방으로 들어 올린다. 양팔은 자연스럽게 펴고, 높이는 어깨와 같으
   며, 양손 사이의 거리는 어깨너비보다 약간 좁다. 눈은 두 손을 본다(그림 10).

   몸을 계속 움직여 몸의 중심을 오른발로 옮기고 오른쪽 다리를 구부리면서, 왼발을 왼쪽
   전방 45도로 한 걸음 내딛어 발꿈치를 땅에 대고 좌허보를 이룬다. 동시에 두 팔을 밖으
   로 돌리며 팔꿈치를 구부려 양 손바닥을 어깨 앞쪽으로 당기며 손가락이 위로 향하도록
   한다. 눈은 수평으로 왼쪽 앞을 본다(그림 11).

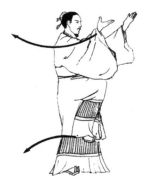

그림 12

2. 숨을 내쉬면서 복부와 항문에 주었던 힘을 푼다. 몸의 중심을 앞으로 옮기며 왼쪽 다리를 점차 곧게 펴고 오른쪽 무릎을 구부려 들어 올리고, 오른쪽 발끝은 자연스럽게 아래로 향하여 왼 다리로 서는 독립세를 이룬다. 동시에 양 손바닥은 각각 좌우 앞쪽 아래 방향으로 손바닥을 누르고, 이어서 앞쪽 위 방향으로 받쳐 올린다. 양쪽 팔꿈치는 약간 구부리고, 손가락 끝은 눈높이와 같으며, 손바닥 사이의 거리는 어깨너비보다 약간 좁다. 손바닥은 위로 향하고, 새끼손가락을 살짝 올려 예물을 봉헌하듯이 한다. 눈은 양쪽 손을 같이 바라본다(그림 12).
독립세 아닌 방법은, 왼다리는 구부리고 오른발을 들어 발가락 끝을 땅으로 내려 우허보를 한다.

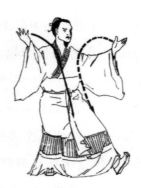

그림 13

3. 숨을 들이마시면서 항문을 조이며 단전으로 끌어올리듯이 한다. 왼 다리를 조금 구부리고 오른발은 오른쪽 뒤로 내려 몸의 중심을 오른발로 옮기며, 오른 다리는 구부리고 왼 다리는 뻗어 발꿈치를 바닥에 대고 발끝은 들어 올려 좌허보를 한다. 동시에 양 손바닥이 좌우로 호형을 그리며 양팔을 자연스럽게 펴고, 팔꿈치를 가라앉힌다. 눈은 왼쪽 앞을 바라본다(그림 13).

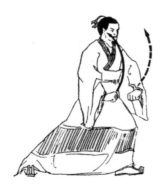

그림 14

4. 숨을 내쉬면서 복부와 항문에 주었던 힘을 푼다. 몸의 중심을 앞으로 이동하여 좌궁보를 만든다. 동시에 양 팔꿈치를 약간 구부려 양 손바닥을 위로 향하게 하고, 두 손은 손목을 축으로 하여, 뒤쪽, 안쪽으로 호형을 그리면서 손바닥을 아래로 하여 내리누른다. 왼쪽 무릎 양측에 와서 주먹을 쥐고 중충점은 노궁혈을 짚는다. 손바닥은 아래로 향하고 권안을 뒤쪽으로 비스듬히 돌리며 두 팔은 호형을 이룬다. 눈은 수평으로 왼쪽 앞을 바라본다(그림 14).

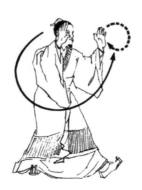

그림 15

5. 숨을 들이마시면서 항문을 조이며 단전으로 끌어올리듯이 한다. 몸의 중심을 천천히 오른발로 옮기면서 오른 다리를 반쯤 구부리고, 왼 다리는 펴서 발끝을 올려 좌허보를 이룬다.

동시에 양팔을 안쪽으로 회전하며 두 주먹을 펴서 손바닥을 어깨 앞으로 올린 후, 양쪽 팔꿈치를 약간 구부리고 바깥쪽으로 회전하여 두 손바닥을 각각 어깨 옆, 앞쪽으로 가져온다. 손가락은 위로 향하며, 손바닥은 앞으로 향한다. 눈은 왼쪽 앞을 바라본다(그림 15).

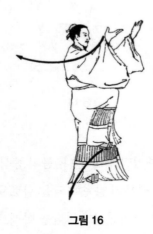

그림 16

6. 숨을 내쉬면서 복부와 항문에 주었던 힘을 푼다. 몸의 중심을 앞으로 옮기며 왼쪽 다리를 점차 곧게 펴고 오른쪽 무릎을 구부려 들어 올리고, 오른쪽 발끝은 자연스럽게 아래로 향하여 왼 다리로 서는 독립세를 이룬다. 동시에 양 손바닥은 각각 좌우 앞쪽 아래 방향으로 손바닥을 누르고, 이어서 앞쪽 위 방향으로 받쳐 올린다. 양쪽 팔꿈치는 약간 구부리고, 손가락 끝은 눈높이와 같으며, 손바닥 사이의 거리는 어깨너비보다 약간 좁다. 손바닥은 위로 향하고, 새끼손가락을 살짝 올려 예물을 봉헌하듯이 한다. 눈은 양쪽 손을 같이 바라본다(그림 16).

독립세 아닌 방법은, 왼 다리는 구부리고 오른발을 들어 발가락 끝을 땅으로 내려 우허보를 한다.

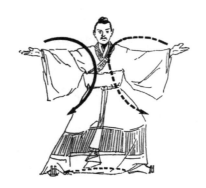

그림 17

7. 숨을 들이마시면서 항문을 조이며 단전으로 끌어올리듯이 한다. 몸의 중심을 내리며 왼쪽 다리를 구부리고, 몸을 오른쪽으로 돌려서 정면을 향한다. 오른발을 오른쪽 후방(원위치)으로 뻗어 내린 다음에 구부린다. 이어서 왼 다리를 뻗고 왼쪽 발꿈치를 문질러 용천혈을 자극한다. 동시에 두 손바닥은 위로 향하고 약간 둥글게 하며, 양팔은 양쪽으로 자연스럽게 펼친다. 눈은 오른손을 본다(그림 17).

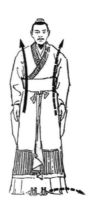

그림 18

8. 숨을 내쉬면서 복부와 항문에 주었던 힘을 푼다. 왼발을 오른발 옆으로 모으고, 두 다리를 천천히 편다. 동시에 양팔을 안으로 돌려 팔꿈치를 구부리고, 두 손바닥은 서로 마주

보게 하여 얼굴 앞에서(손은 머리 위를 넘지 않는다) 신궐혈 높이까지 눌러 내린 다음, 몸 옆으로 내려 바르게 선다. 눈은 앞을 바라본다(그림 18).

수련 횟수
8박자를 두 번 한다.

주의 사항
1. 상보(앞으로 나아가는 걸음) 시, 자연스럽게 발볼을 당기고, 착지할 때 자연스럽게 발끝을 내린다.
2. 허보(虛步) 시에는, 허리를 이완하고 엉덩이를 거두어 상체를 바르게 하고, 한 발로 서서 과일 바치는 자세 시, 다섯 발가락으로 땅을 움켜쥐고 백회(百會)는 꼭대기로 올린다.
3. 양팔의 회전 폭은 커야 하며, 어깨를 가라앉히고 팔꿈치는 구부리며, 과일을 바칠 때 양 손바닥으로 누르고, 받들고, 밀고, 바치는 과정이 있어야 하며, 궁보(弓步) 시에는 허리를 내리고, 고관절을 접어야 하며, 상하지(上下肢, 팔다리)가 조화를 이루어야 한다.
4. 중충점으로 노궁을 자극할 때는 약간 힘을 주고, 시간은 짧게 한다.
5. 의념은 노궁에 둔다.

금상권비(金象卷鼻): 황금 코끼리 코 감아 쥐기

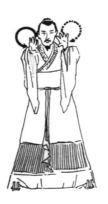

그림 19

1. 숨을 들이마시면서 항문을 조이며 단전으로 끌어올리듯이 한다. 몸의 중심을 오른발로 옮기고 오른 다리를 약간 구부린다. 왼발을 왼쪽으로 크게 벌리고(본인의 세 발 길이 정도) 발끝이 앞쪽을 향하게 하며, 몸의 중심을 두 발 사이에 두고, 두 다리를 천천히 편다. 동시에 양팔을 안으로 돌려 펴며, 두 손은 어깨높이로 올리고 손바닥은 밖으로 향하며 어깨너비로 벌린다. 눈은 앞을 바라본다(그림 19).

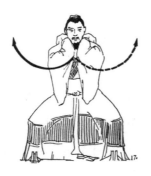

그림 20

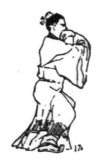

그림 21

2. 숨을 내쉬면서 복부와 항문에 주었던 힘을 푼다. 두 다리를 구부리고 앉아 마보 자세(말

안장에 앉는 자세)를 한다. 동시에 양팔을 바깥쪽으로 돌리고 양손을 새끼손가락부터 차례로 말아 쥐고 손목을 구부린다. 다섯 손가락을 모아 갈고리 형태를 이루어 양쪽 견우혈(수양명대장경혈에 속하며, 어깨 끝의 튀어나온 봉우리 바로 앞 오목하게 들어간 곳)을 잡고, 양쪽 팔꿈치 끝을 모은다. 눈은 앞을 본다(그림 20, 그림 21).

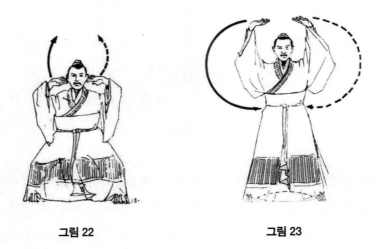

그림 22   그림 23

3. 숨을 들이마시면서 항문을 조이며 단전으로 끌어올리듯이 한다. 양쪽 팔꿈치를 밖으로 벌리며 손을 펴고, 양쪽 다리를 폄에 따라 양팔을 안으로 돌리면서 천천히 어깨 위, 귀 옆을 받쳐 올린다(그림 22). 손바닥은 위로 향하고, 손가락은 서로 마주하여 양팔을 자연스럽게 편다. 중지 끝과 견우혈은 위아래로 마주 위치한다. 눈은 앞을 본다(그림 23).

4. 숨을 내쉬면서 복부와 항문에 주었던 힘을 푼다. 몸의 중심을 오른발로 옮기면서 오른 다리를 반쯤 구부린다. 왼 다리를 곧게 펴고, 왼발을 오른발 옆에 모은 다음 구부러진 두 다리를 점차 곧게 편다. 동시에 두 손은 좌우에서 호형을 그리며 몸 옆으로 내린다. 눈은 앞을 본다(그림 24).

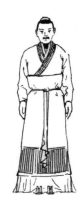 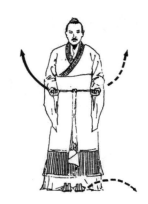

그림 24   그림 25

5~8은 1~4와 같으나 방향만 반대다.

수련 횟수

8박자를 두 번 한다. 두 번째 8박자의 마지막 8박자에서는 발을 모으고 선 자세로 환원한 후, 양손을 주먹 쥐어 허리 쪽으로 가져오고, 중충점으로 노궁을 자극하고 권심(拳心, 주먹 안쪽)은 위로 향한다(그림 25).

주의 사항

1. 팔의 회전 폭을 최대한 크게 한다. 마보 자세 시 대퇴부와 정강이 사이의 협각은 120도로 하고, 두 발 사이의 거리는 본인 발 길이의 세 배 너비로 하며, 발끝은 앞으로 향하고, 허리를 이완하고 엉덩이를 거둔다. 무릎을 꿇거나, 펴거나 기대지 않는다.
2. 양쪽 팔꿈치가 서로 닿을 때는 팔꿈치 끝을 아래로 내리고 어깨 가장자리를 잡으며 기대도록 한다.
3. 의념은 노궁혈에 둔다.

황앵첩방(黃鶯疊膀): 황금 앵무새가 날개를 터는 자세

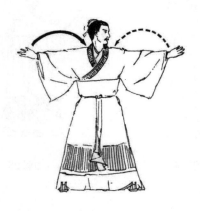

그림 26

1. 숨을 들이마시면서 항문을 조이며 단전으로 끌어올리듯이 한다. 몸의 중심을 오른 다리로 옮기고 오른 다리를 반쯤 구부리면서 왼쪽 발꿈치를 약간 들어 올린다. 동시에 두 주먹은 손바닥으로 바꾸어 약간 옆으로 벌리고 손가락은 안쪽을 향한다. 눈은 왼쪽을 본다. 이어서 왼발을 왼쪽으로 한 걸음 벌리고 발끝은 앞으로 향하고, 무게 중심이 두 발의 가운데로 이동하면서 두 다리를 곧게 편다. 동시에 양팔을 안으로 돌려 펴고, 어깨높이까지 들어 올린다. 이어서 양팔을 바깥쪽으로 돌려 손바닥이 위로 향하도록 한다. 눈은 왼쪽을 수평으로 본다(그림 26).

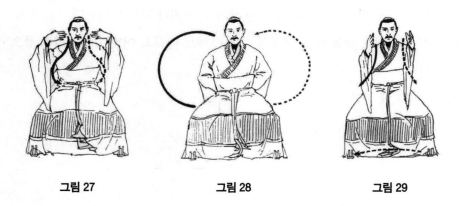

| 그림 27 | 그림 28 | 그림 29 |

2. 숨을 내쉬면서 복부와 항문에 주었던 힘을 푼다. 두 다리는 마보를 취한다. 동시에 두 팔을 바깥쪽으로 돌려 손바닥을 위로 향하게 한 후 팔꿈치를 구부려 양 손바닥을 어깨 앞에 두고(어깨와 손바닥 사이의 거리는 본인의 주먹 두 배의 길이) 손바닥이 안으로 향하게 하여 양손을 위아래로 다섯 번 떨어 흔든다. 눈은 앞을 본다(그림 27).

이어서 양손은 새끼손가락부터 차례로 손가락을 말아 손목을 꺾어 겨드랑이, 등 뒤의 척추 양쪽을 따라 아래로 손바닥을 내리꽂아 요유(독맥혈에 속하며, 천추공에 있음)의 양쪽으로 이동시키는데, 손바닥은 뒤쪽으로 향하고 손가락은 아래쪽으로 향한다. 눈은 앞을 본다(그림 28).

3. 숨을 들이마시면서 항문을 조이며 단전으로 끌어올리듯이 한다. 두 팔을 바깥쪽으로 돌려 양 손바닥을 각각 좌우 옆에서 앞쪽으로 호형을 그리며 가슴 앞으로 들어올린다. 손바닥은 마주하고 양 손바닥 사이의 거리는 어깨너비와 같으며, 두 팔은 자연스럽게 편다. 이어서 양손의 손목을 축으로 하여 안팎으로 부드럽게 5번 떨어 흔든다. 눈은 앞을 바라본다(그림 29).

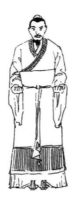

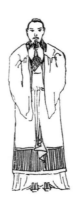

그림 30　　　　　　**그림 31**

4. 숨을 내쉬면서 복부와 항문에 주었던 힘을 푼다. 몸의 중심을 오른발로 옮기며 오른 다리를 반쯤 구부리고, 왼발을 오른발 옆에 모으고 구부린 다리를 천천히 편다. 동시에 양팔

을 바깥쪽으로 돌리며 주먹을 쥐고 허리에 가져간다. 손바닥 쪽은 위를 향하고 중충점으로 노궁혈을 짚는다. 눈은 앞을 바라본다(그림 30).

5~8은 1~4와 같고, 좌우를 바꾸어 동작한다.

수련 횟수

8박자를 두 번 한다.

두 번째 8박자의 마지막 8박자에서 양손 중지 끝으로 승장혈(아랫입술 밑 움푹한 곳) 부근을 자극한다. 눈은 앞을 보거나, 가볍게 감는다(그림 31).

주의 사항

1. 양팔의 회전 폭은 커야 하며, 팔을 펼 때 어깨를 으쓱거리지 말고, 양 손바닥을 흔드는 속도는 균일하고 적당해야 하며, 물건을 자르듯이 한다.
2. 걸음을 뗄 때는 먼저 발꿈치를 들고, 발을 디딜 때는 앞 발바닥을 먼저 땅에 닿게 하고, 어깨, 팔꿈치, 손목을 충분히 이완시켜야 한다.
3. 의념은 노궁혈에 둔다.

상공유이(上工揉耳): 명의가 귀를 만지는 자세

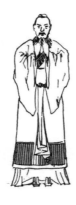 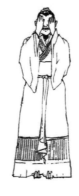

그림 32   그림 33

첫 번째 8박자

1. 양 손 중지 바닥으로 승장혈(임맥혈에 속하며, 아래턱 중앙선, 아랫입술 하단 가운데 오목한 곳)부터(그림 32), 지창혈(족양명위경혈에 속하며, 입꼬리에서 바깥쪽 0.4촌에 위치), 영향혈(수양명대장경혈에 속하며, 코 양쪽 끝부분, 콧방울 옆 움푹 들어간 곳), 정명혈(족태양방광경혈에 속하며, 눈 안쪽과 콧대 사이에 위치), 찬죽혈(족태양방광경혈에 속하며, 눈썹 안쪽 끝부분)을 거쳐서, 미충혈(족태양방광경혈에 속하며, 눈썹 안쪽 라인이고 머리카락 시작점 위로 0.5촌)에까지 손바닥 전체를 얼굴에 댄다(그림 33).

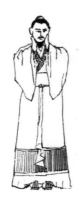 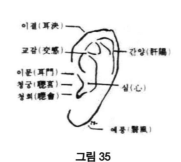

그림 35

그림 34

2. 손바닥을 얼굴에 대고 두 손으로 얼굴 양쪽을 문지른다. 중지로는 두유(족양명위경혈)를 문지르고, 손바닥을 계속 아래로 내리면서 이문(수소양삼초경혈), 청궁(수태양소장경혈에 속하며 입을 벌렸을 때 귀마개 한가운데 움푹 들어간 곳), 청회(족소양담경혈), 협차(족양명위경혈), 대영(족양명위경) 등 혈을 지나 두 손을 경부 양쪽 옆으로 가져온다(그림 34, 그림 35).

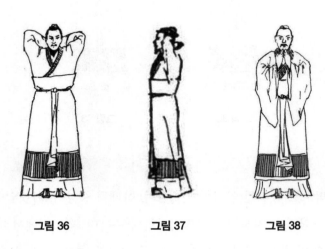

그림 36   그림 37   그림 38

3. 양 손바닥을 목 옆에서 뒤로 밀면서, 손바닥 수근부로 목 뒷덜미 피부를 밀어 올린다(그림 36, 그림 37).

4. 두 손바닥으로 목 양옆을 앞쪽으로 문지르고, 두 손 중지가 승장혈로 돌아온다(그림 38).

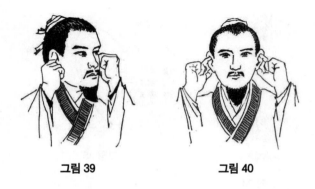

그림 39   그림 40

두 번째 8박자

1~4박자에서는 두 식지를 귀 앞쪽 오목한 곳에 대고, 엄지는 귀 뒤에 대어 마주 잡고 앞으로 비틀며 주무른다(그림 39). 5~8박자는 1~4박자와 같으나 뒤로 비틀며 주무른다. 매 박자에 한 번씩 비틀며 주무른다.

세 번째 8박자

1~4박자에서는 엄지로 예풍혈(수소음삼초경혈)을 받치고, 양손의 식지 끝을 교감혈(귓바퀴 아래쪽)에 대고 앞쪽으로 문지르며, 한 박자에 한 번씩 문지른다. 5~8박자에서는 엄지로 예풍 혈을 받치고, 양손의 식지 끝을 교감혈에 대고 뒤쪽으로 문지르며, 한 박자에 한 번씩 문지른 다(그림 40).

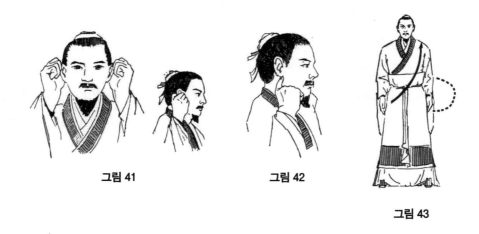

그림 41   그림 42

그림 43

네 번째 8박자

1~4박자에서는 양손의 엄지는 뒤에서, 식지는 앞에서 귓바퀴 윗부분을 잡고, 귓바퀴의 홈을 따라 문지르며 내려와 귓불을 밑으로 당긴다. 한 박자에 한 번씩 문지른다(그림 41).

5. 집게손가락을 이용하여 귀밑을 감아 귀 앞에서 귀 앞의 윗부분까지 문지른다(그림 42).

6. 귀의 윗부분을 따라 귀 뒤쪽에서 아래쪽으로 문지른다.

7. 집게손가락으로 귀를 감고 귀 뒤쪽에서 귀의 윗부분까지 문지른다.

8. 집게손가락을 이용하여 귀뿌리 윗부분을 따라 아래쪽으로 문지른다.

수련 횟수

8박자를 네 번 한다. 네 번째 8박자의 마지막 8박자를 마친 후, 양 손바닥을 몸 옆으로 내리고, 눈은 앞을 바라본다(그림 43).

주의 사항

1. 두 눈을 가볍게 감고, 정신은 집중하여 비벼진 혈자리에서 항시 노궁에 의념을 둔다.
2. 혈자리를 정확하게 찾고, 문지르는 힘은 적당해야 한다.
3. 호흡은 자연스럽게 하고, 숨을 참지 않는다.
4. 양 손바닥으로 목 양쪽을 문지르는 힘이 가벼워야 하고, 특히 저혈압, 서맥인 경우에는 더욱 주의해야 한다.

추비고퇴(捶臂叩腿): 팔다리 두드리기

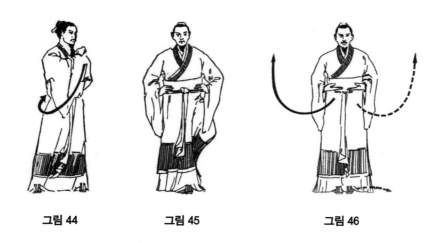

그림 44   그림 45   그림 46

첫 번째 8박자

1. 왼발을 어깨너비와 같이 왼쪽으로 벌리고, 발끝은 앞으로 하며, 전신을 이완하고 허리를
세로축으로 하여 몸을 왼쪽으로 30도 정도 돌린다. 동시에 오른손은 가볍게 주먹을 쥐고
왼쪽으로 휘둘러 권안(拳眼)으로 왼쪽 어깨를 두드리고, 왼손은 가볍게 주먹을 쥐고 뒤로
휘둘러 손등으로 허리의 명문혈(독맥혈에 속하고, 제2 요추 극돌기 아래)을 두드린다. 눈
은 왼쪽 앞을 본다(그림 44).

2는 1과 같으나, 몸통만 오른쪽으로 30도 정도 돌려 손을 바꾸어 동작한다. 3, 5, 7은 1과 같
고, 4, 6, 8은 2와 같다.

다만 두 주먹은 각각 수태음폐경과 수양명대장경을 번갈아 가면서 어깨에서 팔꿈치까지 두
드리며 내려오고, 뒷손으로 명문혈을 두드리는 것은 변함없다.

두 번째 8박자

두 주먹은 각각 수태음폐경과 수양명대장경을 번갈아 가면서 팔꿈치에서 어깨까지 두드리
며 올라가고, 뒷손으로 명문혈을 두드리는 것은 변함없다.

세 번째 8박자

양손으로 허리를 짚고 두 발등의 태충혈(족궐음간경혈에 속하며, 첫 번째 발가락과 두 번째 발가락이 만나는 부분의 약간 위쪽, 발등의 오목한 곳)로 번갈아 두드린다(먼저 왼발로 오른쪽다리를 두드린다). 무릎 뒤쪽 오목한 곳의 위중혈(족태양방광경혈에 속하며, 무릎 뒤 오금의 주름 정중앙)에서 발목 부근의 부양혈(족태양방광경혈에 속하며, 곤륜혈(복사뼈 중앙)에서 위로 3치)까지 두드려 내려온다. 눈은 앞을 본다(그림 45).

네 번째 8박자

양 발의 태충혈로 번갈아 가면서 (먼저 왼발로 오른쪽 다리를 두드린다) 부양혈에서 위중혈까지 두드려 올라간다.

수련 횟수

8박자를 네 번 한다. 네 번째 8박자의 마지막 박자에서는 오른쪽 발등으로 왼쪽 무릎 뒤를 친 다음 왼발 옆에 모으고, 동시에 두 손을 복부 앞으로 내려 손바닥이 위로 향하고 손가락은 서로 마주한다. 두 손바닥 사이의 거리와 손바닥과 복부 사이의 거리는 10cm이다. 눈은 앞을 본다(그림 46).

주의 사항

1. 정신을 집중하고, 두 주먹이 번갈아 팔을 두드릴 때 의념을 명문에 둔다. 두 발이 번갈아 다리를 두드릴 때는 의념을 위중에 둔다.
2. 팔을 흔들 때 숨을 들이마시고, 두드릴 때 숨을 내쉰다. 명문혈을 두드릴 때는 약하게, 팔을 두드릴 때는 좀 더 강하게 두드린다.
3. 양팔을 두드릴 때, 허리를 축으로 양팔을 움직여야 하며, 팔의 폭은 약간 커야 하며, 다리를 두드릴 때는 다섯 발가락으로 땅을 움켜쥐듯 하고, 다리를 약간 구부려야 하며, 두드리는 혈의 위치는 위중, 승근, 승산, 부양혈이다.

고수반근(枯树盘根): 고목의 뿌리처럼 앉기

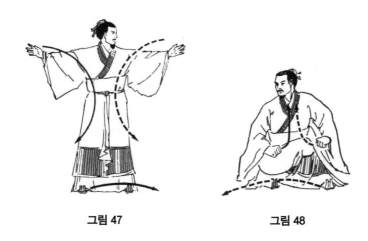

그림 47   그림 48

1. 숨을 들이마시면서 항문을 조이며 단전으로 끌어올리듯이 한다. 중심을 오른발로 옮기고 오른 다리를 반쯤 구부린다. 왼쪽 발꿈치를 들어 올린다. 동시에 양팔을 안으로 돌려 손가락은 서로 마주하고, 손바닥은 아래쪽을 향한다. 눈은 왼쪽 앞을 본다.
   위 동작을 이어서 왼발을 왼쪽으로 벌리고, 양쪽 다리를 곧게 편다. 동시에 양 손바닥을 각각 양팔로 받쳐 올리고 왼쪽 손을 본다. 양손이 팔꿈치 높이로 왔을 때, 양팔을 안으로 돌려 손바닥이 위로 향하고, 양팔은 자연스럽게 편다. 눈은 왼손을 본다(그림 47).

2. 숨을 내쉬면서 복부와 항문에 주었던 힘을 푼다. 중심을 왼발로 옮기고, 오른발을 왼발 위로 넘겨 왼발 앞쪽 45도에 내려놓으며 앉아 반근보(盤根步)를 이루고, 몸을 오른쪽으로 10도 정도 돌린다. 동시에 양 손바닥을 얼굴 앞에서 아래로 눌러 내리고, 대퇴부 옆에 왔을 때 주먹을 쥐고 손목을 약간 들며 중충으로 노궁혈을 누른다. 권심(拳心, 주먹의 손바닥 부분)은 아래로 향하고, 권안(拳眼, 엄지와 검지가 맞닿은 부분)은 뒤로 향하며, 양팔을 안으로 돌려 호형을 이룬다. 눈은 오른쪽 앞쪽 10도 방향을 본다(그림 48).

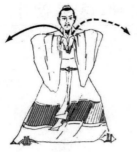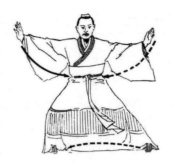

그림 49   그림 50

3. 숨을 들이마시면서 항문을 조이며 단전으로 끌어올리듯이 한다. 몸을 약간 곧게 세우고, 왼쪽 발꿈치를 땅에 내리고 중심을 왼발로 옮기며, 오른발을 오른쪽으로 벌리고 발끝은 앞으로 향한다. 동시에 두 주먹을 펴서 손등을 맞대고, 손끝은 아래를 향하며, 복부 앞에서 가슴 앞까지 들어 올리고 팔꿈치는 구부려서 어깨높이와 같다. 눈은 앞을 바라본다(그림 49).

이어서 무게 중심을 오른발로 옮기며 오른쪽 다리를 구부리고, 왼쪽 다리는 곧게 편다. 동시에 양손을 손목, 장골, 제1 지골, 제2 지골, 제3 지골 순서로 말아서 손톱을 튕기고, 손바닥으로 바뀌어 몸 양쪽으로 펼치며 양팔은 자연스럽게 펴고 손과 어깨가 수평이 되도록 한다. 눈은 앞을 바라본다(그림 50).

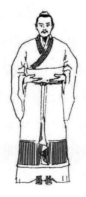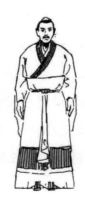

그림 51   그림 52

4. 숨을 내쉬면서 복부와 항문에 주었던 힘을 푼다. 왼발을 오른발 옆에 모으고 구부려진 두 다리를 천천히 편다. 동시에 두 손바닥을 몸 옆에서 아래로 내려 복부 앞으로 모으고, 손바닥을 위로 향하게 손끝이 서로 마주한다. 양팔은 호형을 이루고, 두 손바닥 사이의 거리와 손바닥과 몸 사이의 거리는 10cm이다. 눈은 정면을 바라본다(그림 51).

5~8은 1~4와 같으나 오른발을 오른쪽으로 벌리며 동작한다.

수련 횟수

8박자씩 두 번 한다. 두 번째의 마지막 8박자는 처음 시작할 때의 자세로 선다. 두 손은 몸 옆으로 내린다. 눈은 정면을 바라본다(그림 52).

주의 사항

1. 반근보를 할 때는 상체를 바르게 세우고 앞 발끝을 바깥쪽으로 향한다.
2. 손목을 포개고 손가락을 말아서 손톱을 튕기는 동작이 원활하게 이어지도록 한다. 손바닥을 나눌 때, 손을 위로 들지 않도록 하고 중지 끝은 정수리와 수평이 되도록 한다.
3. 팔다리의 움직임이 조화를 이루어 일체감을 이루어야 한다.
4. 의념은 노궁에 둔다.

평보련환(平步连环): 평보로 이어서 걷기

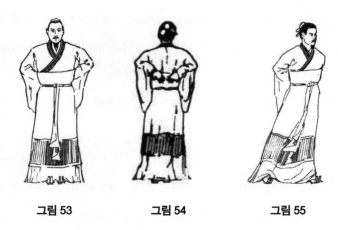

| 그림 53 | 그림 54 | 그림 55 |

첫 번째 8박자

1. 숨을 들이마시면서 항문을 조이며 단전으로 끌어올리듯이 한다. 두 다리를 곧게 펴고 몸을 왼쪽으로 45도 돌린다. 두 손바닥을 척추 양쪽의 백환유(제4 천추 극돌기 아래 1.5촌)에서 소장유(방광경혈에 속하며, 제1 요추 극돌기 아래 1.5촌), 관원유(방광경혈에 속하며, 제5 요추 극돌기 아래 1.5촌), 대장유(방광경혈에 속하며, 제4 요추 극돌기 아래 1.5촌), 기해유(방광경혈에 속하며, 제3 요추 극돌기 아래 1.5촌), 신유혈(방광경혈에 속하며, 제2 요추 극돌기 아래 1.5촌) 부위까지 문질러 올라간다. 양팔은 이완하고, 손가락은 아래쪽을 향한다. 눈은 왼쪽 앞을 바라본다(그림 53, 그림 54).

2. 숨을 내쉬면서 복부와 항문에 주었던 힘을 늦춘다. 몸의 중심을 오른발로 옮기고 오른 다리를 반쯤 구부리며, 왼발을 왼쪽 앞으로 45도 방향으로 한 걸음 내딛고, 발꿈치를 땅에 댄다. 눈은 왼쪽 앞을 바라본다.
   이어서 무게 중심을 가라앉히기 전에 왼발바닥을 땅에 붙인다. 오른쪽 발꿈치를 들어 올리면서 양쪽 다리를 곧게 편다. 동시에 양손 뿌리에 힘을 주어 안마하면서 내려가 백환유에 이른다. 눈은 왼쪽 앞을 바라본다(그림 55).

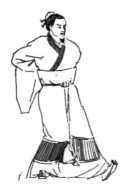
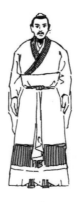

그림 56   그림 57

3. 숨을 들이마시면서 항문을 조이며 단전으로 끌어올리듯이 한다. 몸의 중심을 내려 뒤로 이동하면서 왼 다리는 펴고 발끝을 세워 좌허보를 이룬다. 동시에 양 손바닥을 아래에서 척추 양쪽을 따라 문지르며 올라간다(그림 56).

4와 6은 2와 같고, 5와 7은 3과 같다.

8. 숨을 내쉬면서 복부와 항문에 주었던 힘을 늦춘다. 몸을 정면으로 돌리며, 왼발을 오른발 옆에 모으고 구부려진 두 다리를 천천히 편다. 동시에 양손을 아래로 문지르며 내려와 몸 옆으로 내리고, 발을 모으고 바르게 선 처음의 자세로 돌아온다(그림 57).

두 번째 8박자
첫 번째 8박자와 같으나, 몸만 오른쪽으로 45도 돌리고, 오른쪽 앞쪽으로 오른발을 옮기며 동작한다.

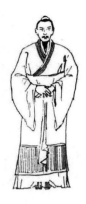

그림 58

세 번째 8박자

예비세: 두 발을 나란히 하고 두 손바닥을 관원(임맥혈에 속하며, 앞 정중선, 배꼽 아래 3촌)에 포개어 노궁과 노궁이 맞닿으며, 왼손바닥을 안에 두고, 눈은 앞을 본다(그림 58).

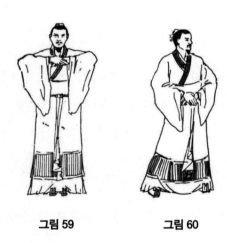

그림 59   그림 60

1. 숨을 들이마시면서 항문을 조이며 단전으로 끌어올리듯이 한다. 몸을 왼쪽으로 45도 돌리며 포개진 손바닥으로 관원에서부터 중완(임맥혈에 속하며, 몸 앞쪽 중앙선, 배꼽 위 4촌), 단중(임맥혈에 속하며, 몸 앞쪽 중앙선, 양쪽 유두 중간)을 지나 천돌(임맥혈에 속하며, 몸 앞쪽 중앙선, 흉골 위 정중앙 움푹 들어간 곳)까지 올라가며 안마한다. 눈은 왼쪽

앞을 본다(그림 59).

2. 숨을 내쉬면서 복부와 항문에 주었던 힘을 푼다. 몸의 중심을 오른발로 옮기고 오른 다리를 반쯤 구부리며 왼발을 왼쪽 앞 45도 방향으로 한 발 내디디며 발꿈치를 땅에 댄다. 눈은 왼쪽 앞을 본다.
이어서 몸의 중심을 아래로 낮추며 왼발바닥을 땅에 붙이고, 오른쪽 발꿈치를 들어 올리며 두 다리를 곧게 편다. 동시에 겹쳐진 두 손바닥으로 천돌혈에서 관원혈까지 문질러 내려간다. 눈은 왼쪽 앞을 본다(그림 60).

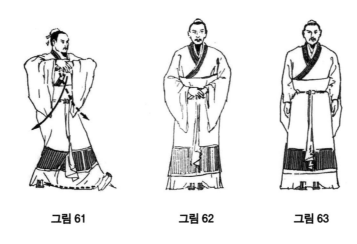

그림 61   그림 62   그림 63

3. 숨을 들이마시면서 항문을 조이며 단전으로 끌어올리듯이 한다. 무게 중심을 천천히 내리면서 오른발로 옮기고, 오른발 뒤꿈치를 땅에 대고 다리를 구부린다. 왼다리를 펴고 왼발 끝은 쳐든다. 동시에 겹쳐진 두 손바닥으로 관원부터 천돌까지 올라가며 안마한다. 눈은 왼쪽 앞을 본다(그림 61).

4와 6은 2와 같고, 5와 7은 3과 같다.

8. 숨을 내쉬면서 복부와 항문에 주었던 힘을 푼다. 몸을 정면으로 돌리고, 왼발을 오른발

옆에 모아 발을 나란히 하고 바르게 선다. 동시에 두 손바닥은 관원까지 내린 후에 몸 옆으로 내린다. 눈은 정면을 본다(그림 62, 그림 63).

네 번째 8박자

세 번째 8박자와 같으나, 몸을 오른쪽으로 돌리고, 손바닥을 겹쳐서 오른 손바닥을 안쪽에 둔다. 오른발을 오른쪽 앞 45도 방향으로 움직인다.

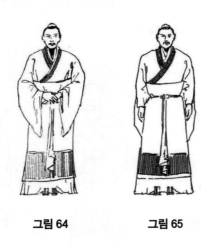

그림 64   그림 65

동작을 마친 후에는 두 손바닥을 관원에 포개고 잠시 멈춘다(그림 64).
마지막으로 양 손바닥을 몸 옆으로 내려뜨리고 바른 자세로 선다(그림 65).

수련 횟수

8박자씩 네 번 한다.

주의 사항

1. 생각을 집중하고 손바닥을 밀착시켜야 한다. 등을 문지를 때는 의념을 명문에 두고, 배와 가슴을 문지를 때는 단전(神闕, 신궐 또는 배꼽 아래 1.5촌의 기해혈 부근)에 의념을 둔다.
2. 발끝과 발뒤꿈치를 충분히 들어 올려야 하며, 매번 제1 박자에는 몸을 곧게 세우고 동시

에 숨을 들이마셔야 하며, 제2 박자에 발을 벌릴 때는 다리를 구부려 지탱한다.

3. 무게 중심을 앞뒤로 이동할 때는 호선을 그리며 몸을 바르게 하고, 앞으로 구부리거나 뒤로 젖히지 않으며, 좌우로 기울이지 않도록 한다.

제7장

익기양폐공(益氣養肺功)

'익기양폐공'은 호흡기 기능 향상과 감기, 급·만성 기관지염, 폐기종 등 호흡기 질환의 예방과 치료를 위한 경락 도인동공이다.

공법의 특징

1. 의수상양 면면약존(意守商阳 绵绵若存):

   의식을 상양(商陽)혈에 두고, 끊임없이 가늘고 균등하게 호흡한다.

2. 복식장식 경흡중호(腹式长息 轻吸重呼):

   복식 호흡을 길게 하되, 가볍게 들이마시고 강하게 내쉰다.

3. 순경작세 선비전항(循经作势 旋臂转颈):

   자세와 동작으로 경락을 순환시키며, 목을 돌리고 팔을 펼친다.

4. 순경취혈 이지대침(循经取穴 以指代针):

   경락을 순환시키며, 경혈 자리를 취하여 손가락으로 침을 대신한다.

5. 지지병중 요배겸수(指趾并重 腰背兼修):

   손가락과 발가락에 힘을 동시에 주고, 허리와 등을 함께 단련한다.

수련 준비

병보참립 주신방송(并步站立 周身放松)

두 발을 나란히 서서 온몸을 이완시키고,

기정신렴 사상집중(气定神敛 思想集中)

정신을 집중하고 마음을 가다듬어

이연자득 준비연공(怡然自得 准备练功)

자연스럽게 수련을 준비한다(그림 1).

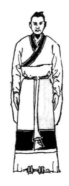

그림 1

수련 암기 묵념

고요한 밤중에 모든 걱정 버리고

의념은 단전에 7규(竅)를 닫고

호흡은 부드럽게 혀는 천정에

몸을 가볍게 제비처럼 창공을 날으라.

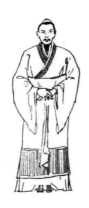 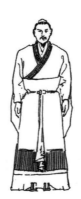

그림 2   그림 3

주의 사항

1. 두 손을 단전에 포개고, 남녀 모두 왼손이 안쪽에 있다. 두 눈을 감거나 눈을 뜨고 정면을
   바라본다(그림 2).
2. 묵념이 끝나면 두 손을 몸 양옆으로 내린다(그림 3).

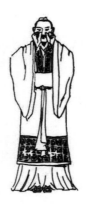

그림 4

준비 자세: 발을 나란히 모으고 서서, 양팔을 구부려 엄지손가락을 가볍게 구부리고 나머지 네 손가락을 가볍게 쥐어 중충으로 노궁혈을 누른다. 두 엄지손가락의 등으로 영향혈을 누른다. 그때 다른 네 손가락은 가볍게 주먹을 쥔다(그림 4).

첫 번째 8박자

1. 숨을 들이마시면서 항문을 조이며 단전으로 끌어올리듯이 한다. 양쪽 엄지손가락 등을 동시에 영향혈(수양명대장경혈에 속하여, 콧날개 옆 0.5촌)에서 비순구를 따라 위로 안마를 하고, 비통(기혈, 비골하 함몰중, 비순구 상단)에서 청명혈(족태양방광경혈에 속하여 눈과 코 사이 위쪽 약간 들어간 곳)을 누르고, 두 눈을 가볍게 감는다.

2. 숨을 내쉬면서 복부와 항문에 주었던 힘을 푼다. 엄지손가락 등으로 원래의 길을 따라 문질러 내려와 영향혈에 이른다. 두 눈을 가볍게 감는다.

3, 5, 7은 1과 같고 4, 6, 8은 2와 같다.

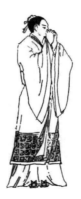

그림 5

두 번째 8박자

1. 숨을 들이마시면서 항문을 조이며 단전으로 끌어올리듯이 한다. 왼쪽 엄지손가락으로 영향혈을 누르고, 동시에 왼쪽으로 몸을 돌리며 왼쪽 콧구멍을 막고, 오른쪽 콧구멍으로만 숨을 들이마신다. 눈은 왼쪽 뒤쪽을 바라본다(그림 5).

2. 숨을 내쉬면서 복부와 항문에 주었던 힘을 푼다. 왼쪽 엄지손가락의 힘을 풀어 주며, 동시에 몸을 오른쪽으로 돌려 양쪽 콧구멍으로 숨을 내쉬고, 눈은 정면을 바라본다.

3. 숨을 들이마시면서 항문을 조이며 단전으로 끌어올리듯이 한다. 오른쪽 엄지손가락으로 영향혈을 누르면서, 동시에 오른쪽으로 몸을 돌리며 오른쪽 콧구멍을 막고, 왼쪽 콧구멍으로만 숨을 들이마신다. 눈은 오른쪽 뒤쪽을 바라본다.

4. 숨을 내쉬면서 복부와 항문에 주었던 힘을 푼다. 오른쪽 엄지손가락의 힘을 풀어 주며, 동시에 몸을 왼쪽으로 돌려 양쪽 콧구멍으로 숨을 내쉬고, 눈은 정면을 바라본다.

5는 1과 같고, 6은 2와 같고, 7은 3과 같고, 8은 4와 같다.

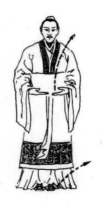

그림 6

수련 횟수

8박자를 두 번 한다. 두 번째 8박자의 마지막 박자에 양손을 복부 앞으로 내리며, 손바닥이 위로 향하고 손가락은 마주한다. 두 손바닥 사이의 거리와 손바닥과 복부 사이의 거리는 약 10cm이며, 눈은 정면을 바라본다(그림 6).

주의 사항

1. 깊고 긴 복식 호흡으로, 숨을 들이마실 때는 가볍게, 내쉴 때는 무겁게 한다. 위로 문지르며 올라갈 때 숨을 들이마시며 상체를 약간 뒤로 젖히고, 아래로 문지르며 내려올 때 숨을 내쉬고, 상체를 약간 앞으로 기울인다.
2. 좌우로 몸을 최대한 돌려야 하며, 몸을 똑바로 하고, 앞으로 구부리거나 뒤로 젖히거나, 좌우로 기울어져도 안 된다.
3. 의념은 상양(수양명대장경혈에 속하며, 검지 손톱의 가로, 세로 선이 교차하는 곳)에 둔다.

단비경천(單臂擎天): 한 팔로 하늘 받치기

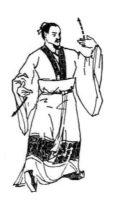

그림 7

1. 숨을 들이마시면서 항문을 조이며 단전으로 끌어올리듯이 한다. 양다리를 곧게 펴고 몸을 왼쪽으로 45도 돌린다. 이어서 중심을 오른발로 옮기고, 오른 다리를 반쯤 구부리고, 왼발을 왼쪽 뒤로 45도 방향으로 한 발 내딛는다. 왼 다리를 반쯤 구부리면서 중심을 왼 다리로 이동하고, 오른 다리를 펴고 발끝을 올린다. 동시에 왼쪽 손바닥을 왼쪽 가슴 앞으로 올리고, 손바닥은 위로 향한다. 손바닥은 가슴과 약 30센티미터 떨어져 있다. 오른쪽 손바닥은 기본적으로 움직이지 않는다. 눈은 왼손을 본다(그림 7).

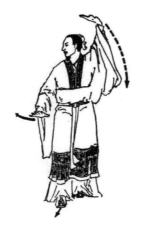

그림 8

2. 숨을 내쉬면서 복부와 항문에 주었던 힘을 푼다. 몸을 오른쪽으로 돌리며 오른발을 안쪽
   으로 약간 옮기고 발끝을 땅에 대어 고허보(高虛步)를 하고, 양쪽 다리를 곧게 편다. 동시
   에 왼손은 손바닥을 위로 향하게 받쳐 들 듯하며 올리고, 손끝은 오른쪽으로 향하며 왼쪽
   가운데 손가락 끝은 견우혈과 위아래에 위치한다. 오른손은 오른쪽 엉덩이 옆에서 내리
   누르며 손바닥은 아래로 향하고 손끝은 앞을 향한다. 양팔은 호형을 이룬다. 눈은 수평으
   로 오른쪽을 본다(그림 8).

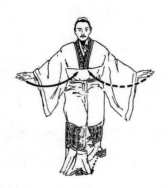

그림 9

3. 숨을 들이마시면서 항문을 조이며 단전으로 끌어올리듯이 한다. 무게 중심을 가라앉히며,
   오른발을 오른쪽 앞으로 반 보(원위치) 내딛어 우궁보를 한다. 동시에 양팔을 자연스럽게
   펼치며 손바닥이 아래로 향하고, 양팔은 어깨보다 약간 낮다. 눈은 돌려 앞을 본다(그림 9).

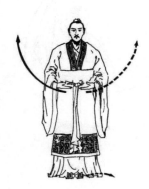

그림 10

4. 숨을 내쉬면서 복부와 항문에 주었던 힘을 풀어 준다. 왼발을 오른발 옆에 모으면서 구부려진 두 다리를 천천히 편다. 동시에 두 손을 아랫배 앞으로 받쳐 들고, 손바닥은 위로 향하고 손끝은 서로 마주한다. 양 손바닥 사이의 거리와 손바닥과 아랫배 사이의 거리가 약 10㎝가 되도록 하고, 눈은 앞을 바라본다(그림 10).

5, 6, 7, 8은 1, 2, 3, 4와 같고 좌우를 번갈아 동작한다.

수련 횟수

8박자를 두 번 한다. 두 번째 8박자의 마지막 박자에 두 손을 복부 앞에 받쳐 들고, 손바닥이 위로 향하게 하여 손가락이 마주한다.

주의 사항

1. 제1 박자를 할 때는 다리를 곧게 펴고 몸을 돌리며 발을 뒤로 내딛어 다리를 접어야 할 뿐만 아니라 일관되고 막힘없이 자연스럽게 조화로워야 한다.
2. 제2 박자를 할 때에는 가슴을 펼치고 등을 곧게 펴고, 앞발 끝을 모아 땅에 대어야 하며, 동시에 머리를 충분히 돌려 대추혈이 시큰거리는 느낌이 들도록 해야 한다.
3. 제3 박자와 제7 박자를 할 때는 어깨를 가라앉히고 팔꿈치를 내리고, 손바닥을 약간 앞으로 내밀어 밖으로 펼친다.
4. 제4 박자를 할 때는 상하지(팔다리)가 조화를 이루며, 발을 모으고 바르게 섰을 때, 백회(百會)를 위로 올린다.
5. 의념을 상양(商陽)에 둔다.

회두망월(回头望月): 머리 돌려 달 쳐다보기

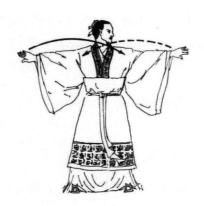

그림 11

1. 숨을 들이마시면서 항문을 조이며 단전으로 끌어올리듯이 한다. 몸의 중심을 오른발로 옮기면서 오른 다리를 반쯤 구부리고, 왼쪽 발꿈치를 들어 올린다. 동시에 왼 다리를 왼쪽으로 어깨너비보다 약간 넓게 벌린 후 두 다리를 곧게 편다. 동시에 양팔을 안으로 돌리고, 손가락이 서로 마주한다. 눈은 왼쪽 앞을 본다.

  멈추지 않고, 왼발을 어깨보다 약간 넓게 왼쪽으로 내딛으면서 무게 중심이 양발 사이로 이동하면서 다리를 곧게 편다. 동시에 양팔을 안쪽으로 돌렸다가 밖으로 돌려 양손을 어깨 높이로 올리고 양팔은 곧게 펴며, 손바닥은 위로 향하게 한다. 눈은 왼손을 본다(그림 11).

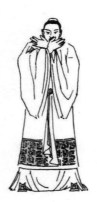

그림 12

2. 숨을 내쉬면서 복부와 항문에 주었던 힘을 풀고, 두 발을 움직이지 않는다. 동시에 두 손 바닥은 위로 향하고, 얼굴 앞쪽으로 호형을 그리며 가슴 앞에서 교차한다. 왼손을 안쪽에 두고, 양 손바닥은 모두 안쪽으로 향한다(가슴에서 약 30cm 떨어져 있다). 눈은 두 손바 닥을 돌아본다(그림 12).

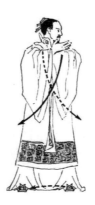

그림 13

3. 숨을 들이마시면서 항문을 조이며 단전으로 끌어올리듯이 한다. 두 발은 움직이지 않고, 머리는 가능한 한 왼쪽 뒤로 돌린다. 동시에 왼팔을 안으로 돌려 왼손 엄지와 식지를 '八' 자로 벌리고(나머지 세 손가락은 손바닥을 말아 구부린다), 왼쪽 손목에 힘을 약간 주어 오른쪽 손목의 태연혈을 누르며 손바닥이 바깥쪽을 향하게 돌린다. 오른손은 움직이지 않는다. 눈은 왼쪽 뒤쪽을 본다(그림 13).

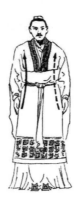

그림 14

4. 숨을 내쉬면서 복부와 항문에 주었던 힘을 푼다. 몸의 중심을 오른쪽으로 옮기면서 오른다리를 반쯤 구부려 왼발을 오른발 옆에 모으고 구부려진 두 다리를 천천히 편다. 동시에 오른 손바닥은 손바닥을 뒤집어서 손바닥을 아래로 향하게 하고, 왼손은 다섯 손가락은 자연스럽게 펴고, 양팔을 어깨 앞에서 나란히 펼치고 각각 몸 옆으로 내린다. 눈은 정면을 본다(그림 14).

5, 6, 7, 8은 1, 2, 3, 4와 같고, 좌우를 번갈아 가면서 동작한다.

수련 횟수

8박자를 두 번 한다. 두 번째 8박자의 마지막 8박자는 양손을 몸 옆으로 내리고 발을 모으고 서 있는 자세이다.

주의 사항

1. 제1 박자를 할 때, 양팔을 안으로 돌려 좌우로 펼치고, 어깨는 늘어뜨리고 엄지와 검지는 약간 힘을 주어야 한다. 양팔을 바깥쪽으로 돌릴 때 어깨를 가라앉히고 팔꿈치를 내리며, 엄지와 검지의 힘을 빼야 한다.
2. 제2 박자를 할 때는 가슴을 살짝 웅크리고 양 팔꿈치를 아래로 내린다.
3. 제3 박자를 할 때는 머리를 빼고 어깨를 늘어뜨리며 고개를 돌리는 폭이 커야 하며, 몸은 돌리지 않는다. 왼쪽 팔자장을 세우고, 왼쪽 손바닥 뿌리를 오른쪽 앞으로 밀어야 한다.
4. 제4 박자를 할 때, 백회를 꼭대기로 올리고, 바른 자세로 편안하게, 온몸에 긴장을 푼다.
5. 제5 박자를 할 때는 양손을 복부 앞에 들지 말고, 내린 후에는 바로 각각 양쪽으로 팔을 돌려 손바닥을 받치면 된다.
6. 의념을 대추에 둔다.

경주평도(輕舟平渡): 작은 배 노 젓기

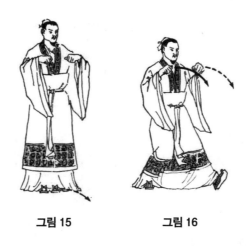

그림 15   그림 16

1. 숨을 들이마시면서 항문을 조이며 단전으로 끌어올리듯이 한다. 몸을 왼쪽으로 45도 돌린다. 두 손은 가볍게 주먹을 쥐고, 엄지와 검지의 소상과 상양혈을 서로 붙여 복부에서 가슴까지 올린다. 손바닥은 아래로 향하고 눈은 왼쪽 앞을 바라본다(그림 15).

   이어서 몸의 중심을 오른쪽으로 옮기며 오른 다리를 반쯤 구부리고 양손을 어깨 앞으로 올린 후, 몸을 왼쪽으로 돌리고 왼발을 왼쪽 45도 앞으로 내디디면서 다리를 펴고 발뒤꿈치를 땅에 대며 허보한다. 동시에 양쪽 팔꿈치는 내리고 주먹 쥔 손바닥이 앞쪽을 향하게 하며, 눈은 수평으로 왼쪽 앞을 바라본다(그림 16).

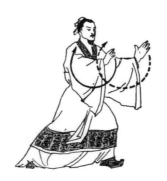

그림 17

2. 숨을 내쉬면서 복부와 항문에 주었던 힘을 푼다. 몸의 중심을 앞으로 옮기고 왼다리를 구부려 좌궁보를 한다. 동시에 양손의 소상과 상양혈에 힘을 주어 서로 누른 다음 두 주먹을 펴고, 손바닥을 앞으로 밀면서 양팔은 자연스럽게 펴지며 손끝은 위를 향하고 손바닥은 앞쪽 아래를 향한다. 눈은 양손을 바라본다(그림 17).

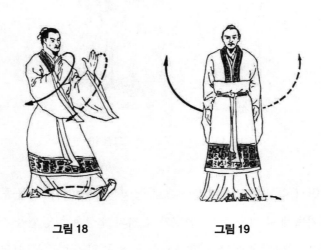

그림 18   **그림 19**

3. 숨을 들이마시면서 항문을 조이며 단전으로 끌어올리듯이 한다. 두 손은 새끼손가락부터 말아서 소상과 상양을 붙여 가볍게 주먹을 쥐고, 몸의 중심을 뒤로 이동하며 양손을 복부 앞으로 내렸다가 가슴 앞으로 들어 올린다. 이어서 몸을 약간 오른쪽으로 돌렸다가 다시 왼쪽으로 돌린다. 동시에 양쪽 팔꿈치를 내리고 두 주먹의 손바닥 쪽이 앞으로 향하게 한다. 눈은 왼쪽 앞을 바라본다(그림 18).

4와 6은 2와 같고, 5는 3과 같다.

7. 숨을 들이마시면서 항문을 조이며 단전으로 끌어올리듯이 한다. 새끼손가락부터 말아서 소상과 상양을 붙여 가볍게 주먹을 쥐고, 몸의 중심을 뒤로 이동하여 양손을 복부 앞으로 내려왔다가 가슴 앞으로 들어 올린다. 이어서 몸을 오른쪽으로 돌려 정면으로 향하고, 동시에 양손을 각각 어깨 앞으로 올리며 주먹 쥔 손바닥이 아래로 향한다. 눈은 정면을 바라본다.

8. 숨을 내쉬면서 복부와 항문에 주었던 힘을 푼다. 왼발을 오른발 옆에 가져다 붙이고 두 다리를 편다. 동시에 소상과 상양혈을 서로 누른 후 손바닥을 펴고 양팔을 앞으로 호를 그리며 내려와 몸 옆으로 붙인다. 눈은 정면을 바라본다(그림 19).

수련 횟수

8박자씩 두 번 한다. 두 번째 8박자는 첫 번째 8박자와 같으며 좌우만 다르다.

주의 사항

1. 제1 박자를 할 때, 양손을 가볍게 주먹을 쥐고 올릴 때는 정수리를 올리고 어깨를 내려뜨린다. 허보를 할 때, 허리를 이완하고 엉덩이를 거두며, 상체를 바르게 세우고, 허실(虛實)을 분명히 한다.
2. 제2 박자를 할 때는 양손을 앞으로 밀면서 약간 위로 호형을 그린다. 궁보를 할 때, 상체를 앞으로 기울이지 않으며, 허리를 이완하고 엉덩이는 거둔다.
3. 제3 박자 노 젓는 모양으로 할 때는 먼저 엉덩이를 거두고 몸을 돌려 바르게 하는 것이 좋다.
4. 제4 박자 왼발을 오른발과 나란히 할 때, 백회를 위로 올리고, 상하지가 조화를 이룬다.
5. 의념은 상양(商陽)에 둔다.

졸동세의(拙童洗衣): 동자 서둘러 옷 빨기

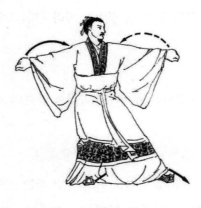

그림 20

1. 숨을 들이마시면서 항문을 조이며 단전으로 끌어올리듯이 한다. 몸의 중심을 오른쪽에 옮
   기면서 오른 다리를 굽히고 왼발의 앞바닥을 땅에 댄다. 동시에 양팔을 안으로 돌리면서 소
   상과 상양혈을 서로 붙여 주먹을 쥐고, 권안이 뒤쪽으로 향한다. 눈은 왼쪽 앞을 바라본다.
   이어서 왼발을 왼쪽으로 내딛으며 몸의 중심을 왼발로 옮기고, 동시에 양팔을 먼저 안쪽으
   로 돌렸다가 바깥쪽으로 돌리면서 양팔을 어깨높이로 자연스럽게 펼친다. 소상과 상양혈은
   서로 붙이고 중충(가운데 손가락)으로 노궁(손바닥)을 누르며 왼쪽 주먹을 본다(그림 20).

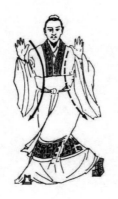
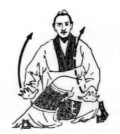

그림 21　　　　　**그림 22**

2. 숨을 내쉬면서 복부와 항문에 주었던 힘을 푼다. 몸의 중심을 왼발에 옮기고 오른발을 왼발 왼쪽 뒤로 놓아 다리를 꼬며 두 다리를 약간 굽힌다. 동시에 두 팔을 밖으로 돌리면서 소상과 상양혈을 서로 누른 다음 손바닥을 펴고 두 손을 각각 위로, 안쪽으로 호형을 그리며 어깨 앞으로 가져간다. 눈은 수평으로 앞을 바라본다(그림 21).

이어서 두 다리를 구부려 반근보를 이룬다. 동시에 양 손바닥을 아래로 향하게 한 후 앞쪽으로 밀어내고, 손끝은 앞쪽으로 향하게 하여 왼 다리 양쪽에 놓는다. 양팔이 호형을 이루고, 눈은 양손을 본다(그림 22).

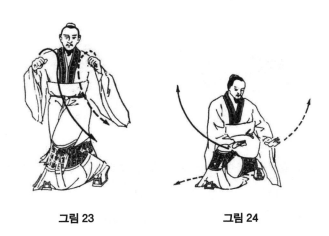

그림 23   그림 24

3. 숨을 들이마시면서 항문을 조이며 두 다리를 천천히 편다. 두 손은 가볍게 주먹을 쥐어 중충으로 노궁을 누르며, 소상과 상양을 서로 붙여서 어깨높이까지 올린다. 팔꿈치를 자연스럽게 펴고 주먹 쥔 손바닥은 아래를 향하며, 상체를 바로 세운다. 눈은 수평으로 앞을 본다(그림 23).

4. 숨을 내쉬면서 복부와 항문에 주었던 힘을 풀고, 몸을 왼쪽으로 30도 돌린다. 동시에 양팔을 어깨 앞에서 구부리고 소상과 상양을 서로 누르면서 주먹을 편다. 손바닥이 아래로 향하게 눌러 내리면서 손끝이 앞으로 향한다. 양 손바닥이 다리 양쪽에 있으며 양팔은 호형을 이룬다. 눈은 두 손을 바라본다(그림 24).

5는 3과 같으며 몸만 왼쪽으로 30도 돌린다(정면에서부터).

6은 4와 같으며 몸만 왼쪽으로 60도 돌린다(정면에서부터).

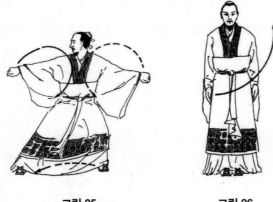

그림 25   그림 26

7. 숨을 들이마시면서 항문을 조이며 단전으로 끌어올리듯이 한다. 몸을 오른쪽으로 돌리면서 정면을 향하고, 가볍게 주먹을 쥐어 소상과 상양을 붙인다. 양팔을 안으로 돌렸다가 바깥쪽으로 돌리면서 좌우로 펼치고, 왼 다리를 접어 체중을 싣고, 오른발을 오른쪽으로 한 걸음 벌리면서 오른 다리는 편다(그림 25). 이어서 오른쪽으로 무게중심을 옮기면서 오른 다리는 접고, 왼 다리는 편다. 주먹 쥔 양팔은 천천히 어깨높이로 올리며 자연스럽게 펼치고 주먹 쥔 손바닥이 위로 향한다. 눈은 오른쪽 주먹을 본다.

8. 숨을 내쉬면서 복부와 항문에 주었던 힘을 푼다. 왼발을 오른발 옆에 붙이고 두 다리를 편다. 동시에 소상과 상양을 서로 누른 다음 손을 펴면서 손을 얼굴 양옆에서 몸 양측에 내리고 바르게 선다. 눈은 수평으로 앞을 본다(그림 26).

수련 횟수
8박자를 네 번 한다.

주의 사항

1. 제1 박자를 할 때, 중심을 차분히 가라앉히고, 상체를 바로 세우며, 양팔의 회전 폭이 커야 한다.

2. 제2 박자 반근보를 할 때, 앞발 끝은 바깥쪽으로 하고, 뒷발은 발바닥 바깥쪽을 땅에 대고 상체를 약간 앞으로 기울이지만 고개는 숙이지 않는다.

3. 제3 박자를 할 때, 소상과 상양혈을 서로 문지른 후 양손을 먼저 앞으로 뻗은 다음 들어 올리는데, 동작을 부드럽고 일관되게 하며 몸으로 양팔을 이끌어야 한다.

4. 제7 박자를 할 때 양팔을 좌우로 펼친 후 걸음을 떼고, 절대로 갑자기 일어나지 않으며, 상하지를 서로 조화롭게 한다.

5. 제8 박자를 할 때, 몸을 이완하고, 단전으로 기를 가라앉힌다.

6. 의념을 상양에 둔다.

| 제6식 | 선전천주(旋转天柱): 기둥(척추) 돌려 바로 세우기 |

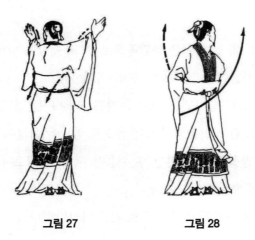

그림 27   그림 28

1. 숨을 들이마시면서 항문을 조이며 단전으로 끌어올리듯이 한다. 몸을 천천히 왼쪽으로 90도 돌린다. 동시에 양팔을 안으로 회전하여 손등을 허벅지 바깥쪽에 대고 왼쪽 뒤쪽을 바라본다. 계속해서 양팔을 펼쳐 어깨 높이로 올리고, 양팔을 바깥쪽으로 돌려 손바닥이 머리를 향하게 하며, 머리를 돌려 왼쪽 손바닥을 본다(그림 27).

2. 숨을 내쉬면서 복부와 항문에 주었던 힘을 푼다. 양 손바닥은 새끼손가락부터 차례로 감아서 손목을 굽히고 팔꿈치를 접어서 양손을 겨드랑이 밑에 넣고, 다리를 살짝 구부리면서 척추 양쪽을 손등으로 문지르며 내려온다. 눈은 왼쪽 뒤를 본다(그림 28).

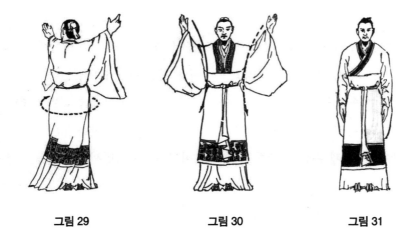

| 그림 29 | 그림 30 | 그림 31 |

3. 숨을 들이마시면서 항문을 조이며 단전으로 끌어올리듯이 한다. 두 다리를 천천히 편다.
   동시에 양 손바닥을 뒤로 향하게 하여 양팔을 좌우로 펼쳐 올리며 어깨높이에 가까워지
   면서 팔을 바깥쪽으로 돌려 양쪽 손바닥을 위로 향하게 받쳐 든다. 손바닥이 서로 마주하
   며 팔꿈치를 약간 굽힌다. 눈은 왼손을 본다(그림 29).
   동작을 이어서 손바닥과 팔은 움직이지 않은 채 몸을 오른쪽으로 돌려 정면으로 향하고,
   눈은 왼쪽 손바닥을 본다.

4. 숨을 내쉬면서 복부와 항문에 주었던 힘을 푼다.
   양 팔을 안으로 돌려 앞으로 나란히 뻗고 손바닥은 아래로 향하며 손끝은 앞으로 향하게
   하여 몸 양옆으로 내려 바른 자세로 선다(그림 30, 그림 31).

5, 6, 7, 8은 1, 2, 3, 4와 같으며, 몸을 천천히 오른쪽으로 돌리면서 동작한다.

수련 횟수

8박자를 두 번 한다.

주의 사항

1. 첫 번째 박자를 할 때 머리와 몸을 돌리는 각도를 크게 하고, 상체를 앞으로 숙이거나 뒤로 젖혀서는 안 되며, 팔을 먼저 돌리고 손바닥을 위로 향하게 뒤집는다.

2. 두 번째 박자는 손가락을 차례로 말면서 손목과 팔꿈치를 함께 돌리며 양손을 겨드랑이에 꽂듯이 하고, 다리를 구부리며 몸에 손을 붙이는 동작을 조화롭게 한다.

3. 세 번째 박자를 할 때 손등과 팔뚝을 몸에 붙이고, 무릎 펴면서 손바닥을 뒤집는 동작을 조화롭게 한다.

4. 네 번째 박자는 양손을 내릴 때 단전에 기를 가라앉힌다.

5. 의념은 명문에 둔다.

수휘비파(手揮琵琶): 비파 연주하기

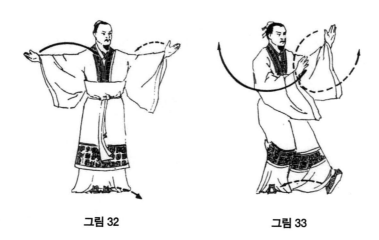

그림 32   그림 33

1. 숨을 들이마시면서 항문을 조이며 단전으로 끌어올리듯이 한다. 몸을 왼쪽으로 45도 돌리며 양팔을 펼쳐 어깨높이까지 올린다. 이어서 몸을 오른쪽으로 돌려 정면을 향하고, 양팔을 바깥쪽으로 돌려 손바닥이 위로 향하게 하며 앞을 바라본다(그림 32).

2. 숨을 내쉬면서 복부와 항문에 주었던 힘을 푼다. 몸을 약간 오른쪽으로 돌리면서 몸의 중심을 오른발에 옮기고 오른쪽 무릎을 절반 굽힌다. 동시에 오른팔을 바깥쪽으로 돌려 팔꿈치를 구부리고 오른 손바닥을 오른쪽 가슴 앞에 놓는다, 왼 손바닥은 몸을 따라 오른쪽으로 향하고 눈은 왼손을 본다.
동작을 이어서 몸을 왼쪽으로 돌리면서 왼발을 왼쪽 앞에 놓으며 발꿈치를 바닥에 댄다. 동시에 오른 손목을 돌려 왼쪽 팔꿈치 안쪽에 손바닥을 세운다. 왼팔은 가볍게 접어 아래팔뚝을 세우고 손끝은 위로 향하며 가운데 손가락 끝은 눈높이와 같고, 눈은 왼손을 본다(그림 33).

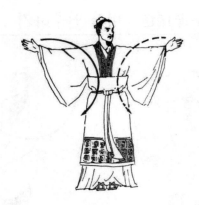

그림 34

3. 숨을 들이마시면서 항문을 조이며 단전으로 끌어올리듯이 한다. 몸을 오른쪽으로 돌려 정면으로 향한 후 왼발을 오른발 옆에 모으며 두 다리를 가볍게 구부린다. 동시에 양팔을 안으로 돌리면서 손바닥이 아래로 향하게 하여 배 앞까지 눌러 내리는데, 양쪽 팔꿈치는 아래로 내리며 손끝은 앞을 향한다. 눈은 양손을 본다.

동작을 이어서 두 다리를 점차 펴면서 양팔을 어깨높이까지 올린다. 이어서 양팔을 바깥쪽 으로 돌려 손바닥이 위로 향하게 하여 자연스럽게 펴고, 눈은 정면을 바라본다(그림 34).

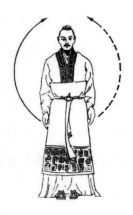

그림 35

4. 숨을 내쉬면서 복부와 항문에 주었던 힘을 푼다. 양팔을 약간 바깥쪽으로 돌려 손바닥이

도인양생공

위로 향하고, 양팔을 접어 얼굴 앞에서 손가락이 서로 마주하며 몸 옆으로 눌러 내리고 바른 자세를 한다. 눈은 똑바로 앞을 본다(그림 35).

5~8은 1~4와 같으며, 몸을 오른쪽으로 45도 돌리면서 동작한다.

수련 횟수
8박자를 두 번 한다.

주의 사항
1. 복식 호흡, 가볍게 들이마시고 무겁게 내쉰다.
2. 양팔의 회전 폭을 크게 한다.
3. 허보를 할 때 허리를 이완하고 엉덩이는 조이며 상체를 바로 세운다.
4. 의념은 상양에 둔다.

홍안비공(鴻雁飛空): 기러기 하늘로 날아오르기

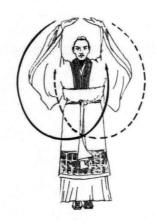

그림 36

1. 숨을 들이마시면서 항문을 조이며 단전으로 끌어올리듯이 한다. 백회를 위로 올리며 발
   꿈치를 들어 올린다. 가슴을 펴고 몸을 펼친다. 동시에 양팔을 바깥쪽으로 돌리며 양쪽
   으로 호형을 그려 머리 위까지 올리고, 양팔을 자연스럽게 펴며 손바닥이 서로 마주한다.
   눈은 똑바로 앞을 바라본다.

2. 숨을 내쉬면서 복부와 항문에 주었던 힘을 푼다. 양팔을 자연스럽게 펴고 양손은 손목을
   축으로 하여 부드럽게 5회 흔든다. 양팔을 안으로 돌려 손바닥이 위로 향하도록 뒤집고
   손끝이 마주 보도록 한다. 눈은 똑바로 앞을 바라본다(그림 36).

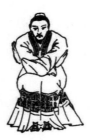

그림 37

3. 숨을 들이마시면서 항문을 조이며 단전으로 끌어올리듯이 한다. 발꿈치를 바닥에 대고 다리를 반쯤 웅크려 앉고 무릎을 붙인다. 동시에 양팔을 좌우로 둥글게 펼쳐 내리며 손바닥은 아래로 향하고 팔꿈치를 내리고, 손끝은 바깥쪽을 향한다. 눈은 앞을 본다.

4. 숨을 내쉬면서 복부와 항문에 주었던 힘을 푼다. 두 다리를 쪼그려 앉으며 무릎을 서로 맞대고, 동시에 양 손바닥은 다리 앞에서 손바닥이 서로 마주하며 이어서 양팔을 교차한다. 왼팔은 안쪽에 있고 왼쪽 손등을 오른쪽 어깨 바깥쪽에 붙이고, 오른팔은 바깥쪽에 있으며 오른쪽 손등은 왼쪽 어깨 바깥쪽에 붙인다. 손바닥은 바깥쪽을 향하고 손끝은 위로 향한다. 눈은 앞을 본다(그림 37).

5, 6, 7, 8은 1, 2, 3, 4와 같고, 쭈그려 앉아 팔을 교차하는 8박자는 오른팔이 안쪽에 있다.

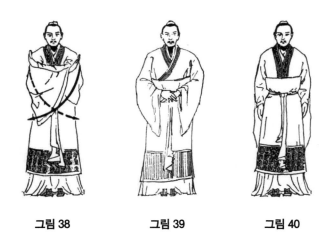

그림 38   그림 39   그림 40

두 번째 8박자는 첫 번째 8박자와 같으나 두 다리를 곧게 편다(앉지 않는다)(그림 38).

수련 횟수

8박자를 두 번 한다.

주의 사항

1. 몸을 바르게 세워 가슴을 펴고, 백회가 똑바로 위로 향하며 손목을 흔들 때는 손목을 느슨하게 하고 유연하게 해야 한다.

2. 쪼그려 앉을 때, 가슴은 웅크리고 배는 들이밀며, 양 손가락이 먼저 아래를 향하도록 한 다음, 어깨 양쪽에 손등을 붙여 손가락이 위를 향하도록 하고, 가슴을 압박하고 탁한 기운을 충분히 내뱉는다. 발꿈치가 땅에서 떨어지지 않도록 한다.

3. 의념을 상양(商陽)에 둔다.

수세: 앞 동작에 이어서 두 번째의 8박자는 양팔을 서서히 다리 옆으로 내린 후, 양손을 단전에 포갠다. 남자는 왼손이 안쪽에, 여자는 오른손이 안쪽에 있다(그림 39). 잠시 멈추었다가 다시 양손을 다리 옆으로 내리고 바르게 선다(그림 40).

제8장

화위건비공(和胃健脾功)

'화위건비공(和胃健脾功)'은 비위의 기능을 향상시키고 소화 불량, 복통, 위장염, 궤양병, 위하수, 변비, 치질, 탈항 등 소화기 질환의 예방과 치료에 도움을 주는 경락도인동공이다.

지난 5년간 400명의 환자를 대상으로 한 임상 관찰과 실험실 연구, 사회 조사를 통해 유의미한 효과가 입증됐다. 동시에 규칙적인 운동은 당뇨병에도 일정한 효과가 있다. 한 환자는 병이 나은 후 '간, 신장, 비장, 위장병이 자주 발생하는데 탕약 없이 영리해 보이고 위장과 비장을 튼튼하게 하고 매일 운동을 하면 고질병이 없어져 신통력을 발휘할 수 있다'라고 소감을 밝혔다.

공법의 특징

1. 의수단전 심정신안(意守丹田 心静神安):

   의념은 단전에 두고 마음이 고요하면 정신이 안정된다.

2. 동식결합 동완식장(动息结合 动缓息长):

   동작과 호흡을 같이 하되 동작은 완만하게, 호흡은 길게 한다.

3. 강조고치 우중인진(强调叩齿 尤重咽津):

   이 부딪치기를 강조하되 침 삼키는 것이 더욱 중요하다.

4. 제항조당 흡제호송(提肛调裆 吸提呼松):

   항문을 안으로 조이며 힘을 주되, 흡기에 당기고 호기에 늦춘다.

5. 동기초절 행우지지(动其梢节 行于指趾):

　　손가락과 발가락 마디 끝까지 움직인다;

6. 마운우복 추고우요(摩运于腹 捶叩于腰):

　　복부를 안마하고 허리를 두드린다.

연공 준비

발을 모으고 바르게 서서, 온몸에 힘을 빼고 정신을 가다듬으며 생각을 집중하여 마음을 즐겁게 갖는다. 눈은 앞을 바라보고 수련을 준비한다.

수련 암기 묵념

고요한 밤중에 모든 잡념을 버리고

의념은 단전에, 7규(竅)를 닫고

호흡은 부드럽게, 혀끝을 입천장에 붙이며

몸을 가볍게 제비처럼 창공을 날으라.

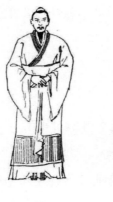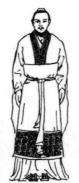

그림 1　　　　　그림 2

주의 사항

1. 두 손은 단전에 포개고, 남녀 모두 왼손을 안쪽에 둔다(그림 1).

2. 묵념이 끝나면 양손을 몸 옆으로 내린다. 눈은 정면을 향한다(그림 2).

고치인진(叩齒咽津): 이 부딪치고 침 삼키기

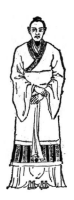

그림 3

예비 자세: 두 발을 모으고 몸을 바르게 서서 두 손은 신궐 위에 포개며 오른손은 왼쪽 손목 위에 놓고, 오른손 엄지로 왼팔 내관혈(內關穴)을 누른다. 입술을 가볍게 다물고 이를 맞대며 눈은 수평으로 앞을 본다(그림 3).

1. 숨을 들이마시면서 항문을 조이며 단전으로 끌어올리듯이 한다. 입술을 가볍게 닫고 이를 약간 떼며 혓바닥을 입천장에 댄다. 다섯 발가락은 들어 올리며 오른손 엄지의 힘을 뺀다(내관혈을 누르지 않는다). 눈은 앞을 본다.

2. 숨을 내쉬면서 복부와 항문에 주었던 힘을 푼다. 입술을 가볍게 다물고 위아래 치아를 서로 5~8회 부딪치며 혀를 입안 아래로 내린다. 동시에 오른손 엄지로 내관혈을 누른다. 다섯 발가락은 땅을 움켜쥐는 듯한다.

3, 5, 7은 1과 같고 4, 6, 8은 2와 같다.

두 번째 8박자는 첫 번째 8박자와 같으며 양손을 서로 바꾸어 동작한다.

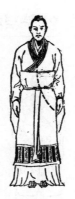

그림 4

수련 횟수

8박자를 두 번 한다. 두 번째 8박자의 마지막 박자에서는 두 손을 몸 양옆으로 내리고 자세를 바로 한다. 눈은 정면을 본다(그림 4).

주의 사항

1. 정신을 집중하여 의념은 단전에 둔다(배꼽 아래 1.5촌 위치).

2. 입안을 깨끗이 해야 하고, 이 부딪치기와 내관혈 누르기는 가볍게 시작해서 강하게 하며, 분비한 침을 수시로 삼킨다.

3. 이를 부딪치며 혀를 입안 아래로 내리며 내관과 발가락을 누르는 동시에 몸이 앞뒤로 움직이지 않도록 한다.

적성환두(摘星換頭): 별 따 오기

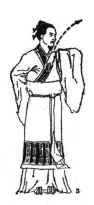

그림 5

1. 숨을 들이마시면서 항문을 조이며 단전으로 끌어올리듯이 한다.

　발가락을 들어 올리며, 몸을 왼쪽으로 돌린다. 동시에 오른팔을 안으로 돌려 오른쪽 손등의 외노궁혈을 명문(命門)에 붙이며, 왼팔은 안으로 돌려 왼손 호구를 아랫배에 붙이고 임맥을 따라 가슴 앞까지 들어 올린다. 눈은 수평으로 왼쪽을 바라본다(그림 5).

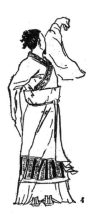

그림 6

2. 숨을 내쉬면서 복부와 항문에 주었던 힘을 풀고, 몸을 계속 왼쪽으로 돌리면서 발가락으

로 땅을 누른다. 왼손을 몸 돌림에 따라 안으로 돌리면서 어깨와 귀 옆을 지나 왼쪽 뒤 위로 팔을 뻗어 손가락을 모으고 손목을 꺾어 하늘의 별을 따는 모습을 한다.

팔을 충분히 펴고 손목을 들어 손끝이 아래로 향하며, 오른쪽 손등은 명문혈에 대고 움직이지 않는다. 눈은 왼손을 본다(그림 6).

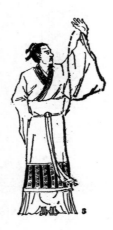

그림 7

3. 숨을 들이마시면서 항문을 조이며 단전으로 끌어올리듯이 한다.

왼쪽 손목을 돌려 손바닥을 펴서 손바닥은 위로 향하고 손끝은 뒤로 향하며(그림 7), 발가락을 들어 올리며 몸을 돌려 정면으로 향한다. 오른손은 움직이지 않으며 눈은 정면을 본다.

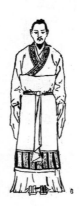

그림 8

4. 숨을 내쉬면서 복부와 항문에 주었던 힘을 풀며, 발가락으로 땅을 누른다. 동시에 왼손이 몸 앞을 지나 신궐혈 부근에 왔을 때 오른손과 함께 몸 옆으로 내린다. 눈은 수평으로 앞을 본다(그림 8).

5~8 은 1~4 와 같으며, 좌우를 번갈아 가면서 동작한다.

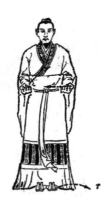

그림 9

동작 횟수

8박자를 두 번 한다. 두 번째 8박자의 마지막 8박자는 두 손을 주먹 쥐어 허리에 가져가며, 중충으로 노궁혈을 누르고 손바닥 부분이 위로 향한다. 눈은 정면을 본다(그림 9).

주의 사항

1. 의념은 단전에 둔다.
2. 별을 딸 때 가슴과 몸을 펴고 손목을 올리며 팔을 뻗는 힘으로 갈고리손(구수)을 만든다.
3. 몸의 좌우 회전 폭이 커야하며, 몸은 중심을 잡고 좌우로 기울어지지 않으며 앞뒤로 젖혀야 한다.
4. 갈고리손을 만듦과 동시에 발가락으로 땅을 누른다.

패왕거정(霸王擧鼎): 말안장에 올라앉기

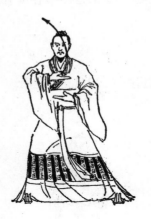

그림 10

1. 숨을 들이마시면서 항문을 조이며 단전으로 끌어올리듯이 한다. 몸의 중심을 오른쪽으로
   옮기고 오른쪽 다리를 굽히면서 왼발을 왼쪽으로 크게 벌려 딛고, 이어서 무게 중심을 두
   다리로 옮기며 다리를 편다. 동시에 두 주먹을 펴서 오른 손바닥은 가슴 앞으로 올려서
   손가락은 왼쪽을 향하고, 왼 손바닥은 배 앞으로 옮겨지고 손가락은 오른쪽을 향한다. 양
   손바닥은 몸에서 각각 약 20cm 떨어져 있고 눈은 오른손 언저리를 본다(그림 10).

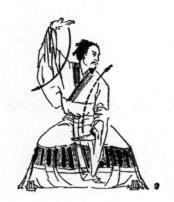

그림 11

2. 숨을 내쉬면서 복부와 항문에 주었던 힘을 푼다. 몸의 중심을 중간에 두고 말안장에 앉는 자세를 취하면서 발가락은 땅을 누른다. 동시에 오른팔을 안으로 돌려 오른손을 얼굴 앞에서 위로 떠받들며 팔을 약간 굽힌다. 손바닥은 위로 향하고 손끝은 왼쪽으로 향하여 중지 끝이 견우혈의 위쪽에 위치한다. 왼팔을 안으로 돌려 손바닥은 아래로 누르고 손끝은 오른쪽으로 향한다.

팔을 자연스럽게 펴고 두 팔을 서로 멀리 밀어 버리며 한 팔로 물건을 받쳐 드는 듯이 한다. 눈은 수평으로 왼쪽을 본다(그림 11).

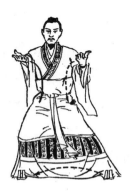

그림 12

3. 숨을 들이마시면서 항문을 조이며 단전으로 끌어올리듯이 한다. 몸의 중심을 오른발로 옮기면서 오른 다리를 굽히고 왼 다리를 자연스럽게 편다. 동시에 오른 손바닥이 위로 향하게 몸 앞으로 내리며 팔을 자연스럽게 편다. 왼팔을 밖으로 돌려 왼손바닥이 위로 향하게 몸 앞으로 올려 오른팔과 나란히 뻗는다. 팔은 자연스럽게 펴고, 두 손바닥을 어깨높이까지 올리며 두 손 사이의 거리는 어깨너비와 같게 한다. 눈은 수평으로 앞을 본다(그림 12).

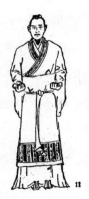

그림 13

4. 숨을 내쉬면서 복부와 항문에 주었던 힘을 푼다. 왼발을 오른발 옆에 가져다 나란히 붙이고 두 다리를 곧게 편다. 동시에 두 주먹을 허리 쪽으로 당기며 중충으로 노궁혈을 누르고, 주먹 쥔 손바닥이 위로 향한다. 눈은 수평으로 앞을 본다(그림 13).

5~8은 1~4와 같으며 좌우를 번갈아가며 동작한다.

수련 횟수

8박자를 두 번 한다.

주의 사항

1. 말안장에 앉는 자세를 취할 때 허리는 이완하고 엉덩이를 거둬들인다. 양쪽 대퇴부는 기본적으로 지면과 평행하고 발끝은 앞쪽을 향하지만, 몸 상태와 나이에 따라 대퇴부의 높이가 다를 수 있다.
2. 전체 동작은 일관되고 원만해야 하며 상체와 하체가 조화를 이루어야 한다.
3. 정신을 집중하여 의념을 단전에 둔다.

도인양생공

대붕압소(大鵬壓嗉): 배 문지르기

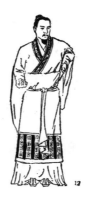

그림 14

1. 숨을 들이마시면서 항문을 안으로 조이며 끌어올리듯이 한다. 발가락을 들어 올리고, 몸
   은 왼쪽으로 약간 돌린다. 동시에 왼손 주먹을 펴서 손바닥을 허리로부터 왼쪽 가슴 아래
   까지 올리고 손가락은 아래로 보낸다. 눈은 왼쪽 앞을 본다(그림 14).

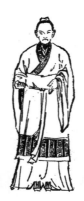

그림 15

2. 숨을 내쉬면서 복부와 항문에 주었던 힘을 늦춘다. 발가락을 땅에 대고 몸을 천천히 오른
   쪽(정면)으로 돌린다. 동시에 왼 손바닥 뿌리로 오른쪽 아래 방향으로 둥글게 마사지하

며 내려가 배꼽 부근에 이른다. 눈은 바로 앞을 본다(그림 15).

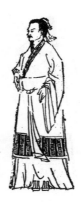

그림 16

3. 숨을 들이마시면서 항문을 안으로 조이며 끌어올리듯이 한다. 발가락을 들어 올린다. 몸
   을 오른쪽으로 돌리면서 오른손 주먹을 펴서 손바닥으로 허리에서 오른쪽 가슴 아래까지
   올리고, 손가락을 아래로 보낸다. 이에 따라서 왼 손바닥도 오른쪽 아랫배까지 마사지하
   며 내려간다. 눈은 바로 오른쪽 앞을 본다(그림 16).

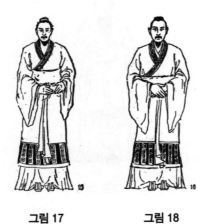

그림 17   그림 18

4. 숨을 내쉬면서 복부와 항문에 주었던 힘을 늦춘다. 발가락을 땅에 대고, 몸을 정면으로

돌린다. 동시에 오른 손바닥 뿌리로 왼쪽 아래를 향하여 마사지하며 내려가고, 왼쪽 새끼 손가락으로 배를 받쳐 왼쪽으로 마사지하며 올라가 양 손바닥이 배꼽 부근에 이른다(그림 17). 이렇게 하여 복부 장기의 연동 운동을 강화하며, 눈은 바로 왼쪽 앞을 본다.

5, 6, 7, 8은 1, 2, 3, 4와 같다. 이처럼 8박자를 두 번 한다.

두 번째 8박자의 마지막 박자는 두 손을 배꼽에 포개어 왼손바닥을 안쪽에 두고 노궁과 노궁을 맞댄다(그림 18).

세 번째 8박자는 두 손을 시곗바늘이 도는 방향으로 원을 그리며 마사지하고, 작은 원에서 큰 원으로, 두 박자에 한 번씩 돌리면서 마사지한다. 눈은 바로 앞을 본다.

네 번째 8박자는 두 손의 위치(오른 손바닥이 안쪽)를 바꾸고 시곗바늘이 도는 반대 방향으로 돌리면서 마사지한다. 작은 원에서 큰 원으로, 두 박자에 한 번씩 돌리면서 마사지한다. 눈은 정면을 바라본다.

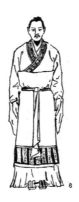

그림 19

네 번째 8박자의 마지막 박자를 마치고 두 손을 몸 양측으로 내리되 손바닥은 다리를 향하고 손끝은 아래로 보낸다. 눈은 바로 앞을 본다(그림 19).

수련 횟수
8박자를 네 번 한다.

주의 사항
1. 원을 그리며 안마를 할 때 상체가 같이 돌아가면서 두 손의 움직임이 서로 조화로워야 한다.
2. 원을 그리며 안마를 할 때 두 손바닥 뿌리에 힘을 주어 복부를 약간 내밀며, 양 손바닥을 겹쳐 아래에서 위로 둥글게 올릴 때 숨을 들이마시고 동시에 발가락을 들고, 위에서 아래로 둥글게 내릴 때 숨을 내쉬며 동시에 발가락을 땅에 댄다.
3. 정신을 집중하고, 의념은 단전에 둔다.

금강유구(金剛揉球): 금강역사 공 문지르기(몸 단련하기)

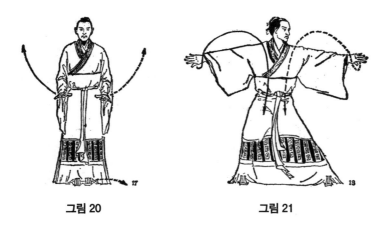

그림 20   그림 21

1. 숨을 들이마시면서 항문을 안으로 조이며 끌어올리듯이 한다. 몸의 중심을 오른쪽에 옮기고 오른 다리를 약간 구부리며 왼발을 왼쪽으로 크게 벌려 딛고 발끝은 앞으로 향한다. 동시에 두 팔을 안으로 돌리며 좌우 어깨 높이로 펼쳐 올리고 손바닥은 몸 뒤로 향한다. 눈은 왼손을 본다(그림 20, 그림 21). 동작을 이어서 중심을 두 발 사이로 옮기고 두 다리를 곧게 편다. 동시에 두 팔을 바깥쪽으로 회전하여 손바닥이 위를 향한다. 왼쪽 손바닥을 본다.

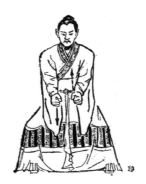

그림 22

2. 숨을 내쉬면서 복부와 항문에 주었던 힘을 늦춘다. 몸의 중심을 두 다리 사이에 두고 말
   안장에 앉는 자세를 취하며, 다섯 발가락은 땅을 밟는다. 동시에 두 팔을 안으로 돌려 두
   손바닥을 위로, 앞으로 호형을 그리고 두 손이 어깨 앞으로 왔을 때 주먹을 쥐고 앞으로
   내밀며 아래쪽으로 내린다. 두 팔은 곧게 펴고 주먹을 서로 마주보게 하며 팔과 윗몸 사
   이의 협각은 약 45도, 두 주먹 사이의 거리는 약 15cm 정도다. 눈은 두 주먹을 본다(그림
   22).

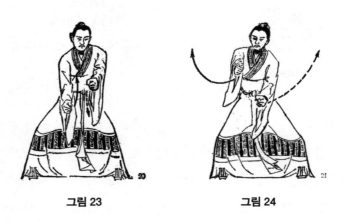

그림 23   그림 24

3. 숨을 들이마시면서 항문을 안으로 조이며 끌어올리듯이 한다. 허리를 축으로 하여 상체
   를 왼쪽으로 돌리며, 왼 발가락을 위로 올리고 오른 발가락은 땅을 짚으며, 왼쪽 어깨를
   위로 올리며 뒤로 당기고, 왼손 주먹을 약간 위로 올리고 뒤로 당긴다. 동시에 오른쪽 어
   깨를 내리며 오른손 주먹을 앞으로 내밀고, 양팔은 자연스럽게 편다. 눈은 왼손을 본다
   (그림 23).
   숨을 내쉬면서 복부와 항문에 주었던 힘을 늦춘다. 허리를 축으로 하여 상체를 오른쪽으
   로 돌리며, 왼 발가락은 땅을 짚고 오른 발가락을 위로 올리며, 오른쪽 어깨를 올린 후 주
   먹을 약간 위로 올리며 뒤로 당기고, 동시에 왼쪽 어깨를 내리며 왼손 주먹을 앞으로 내
   밀고, 양팔은 자연스럽게 편다. 눈은 오른손을 본다(그림 24).

          도인양생공

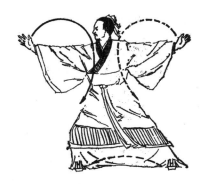

그림 25

4, 5, 6은 3과 같다.

7. 숨을 들이마시면서 항문을 안으로 조이며 끌어올리듯이 한다.

　몸의 중심을 오른발로 옮기며 오른 다리를 반쯤 굽히고, 왼 다리는 곧게 편다. 동시에 두 주먹을 펴고 양팔을 안으로 돌리며 호형을 그려 어깨 높이로 올리고 손바닥이 뒤쪽을 향한다. 계속해서 양팔을 바깥쪽으로 돌려 손바닥이 위쪽을 향하게 하고, 눈은 오른 손바닥을 본다(그림 25).

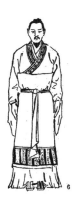

그림 26

8. 숨을 내쉬면서 복부와 항문에 주었던 힘을 늦춘다. 왼발을 오른발에 붙이면서 두 다리를

곧게 편다. 동시에 양 팔을 호형을 그리며 접은 후, 손바닥을 얼굴 앞에서 배 앞으로 눌러 내리고, 몸 옆으로 내린다. 눈은 앞을 본다(그림 26).

두 번째 8박자는 첫 번째 8박자와 같으며 좌우를 번갈아 가며 동작한다.

수련 횟수

8박자를 두 번 한다.

주의 사항

1. 정신을 집중하여 의념은 단전에 둔다.
2. 공 돌리기를 할 때는 허리를 느슨히 하고 엉덩이를 거두며, 복강 장기는 허리의 회전에 따라 부드럽게 움직여, 손으로 주무르는 듯 배를 돌리고, 마보 자세는 약간 높게 한다.
3. 동작이 일관되고 원활하며 상·하지가 협조하여 일치하고, 앞뒤로 맞물려 멈추는 현상이 없도록 한다.

추고삼리(捶叩三里): 족삼리 두드리기

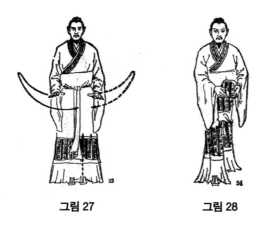

그림 27   그림 28

첫 번째 두드리는 법: 첫 번째 8박자

1. 두 발을 움직이지 않고 동시에 두 손바닥을 몸의 좌우 앞·옆쪽으로 놓고 손바닥을 아래로 향하게 하고, 눈은 앞을 본다(그림 27).

2. 오른 다리는 펴고 왼 다리를 접어 무릎을 올리고 발끝은 자연스럽게 아래쪽을 향한다. 동시에 양 손바닥으로 왼쪽 종아리 윗부분을 두드리는데, 왼 손바닥으로 족삼리(족양명위경혈에 속하며, 무릎 아래 3촌, 경골 바깥쪽 1횡지에 위치)를 두드리고, 오른 손바닥으로는 음릉천(족태음비경혈에 속하며, 경골 안쪽 넓적다리 가장자리, 경골과 비장근 사이의 오목한 곳에 위치)을 두드린다. 시선은 정면을 본다(그림 28).

3. 왼발을 땅에 내리고, 동시에 두 손바닥을 약간 안으로 돌려 위로 올린 후 각각 좌우로 뻗고, 손바닥을 아래로 향하게 하며, 눈은 정면을 본다.

4. 왼 다리는 펴고 오른 다리를 접어 무릎을 올리고 발끝은 자연스럽게 아래쪽을 향한다. 동시에 양 손바닥으로 오른쪽 종아리 윗부분을 두드리는데, 오른 손바닥으로 족삼리를 두드리고, 왼 손바닥으로 음릉천을 두드린다. 시선은 정면을 본다.

5, 6, 7, 8은 1, 2, 3, 4와 같다.

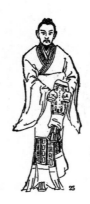

그림 29

두 번째 8박자는 첫 번째 8박자와 같으나, 두 손바닥을 두 주먹으로 바꾼다(그림 29).

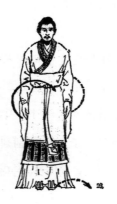

그림 30

수련 횟수

8박자를 두 번 한다. 두 번째 8박자의 마지막 박자는 족삼리를 친 다음 오른발을 왼발 옆에 붙이고 몸을 바로 세우면서 두 손을 몸 양측에 내린다. 눈은 바로 앞을 본다(그림 30).

주의 사항

1. 정신을 집중하여 의념을 족삼리에 둔다.

2. 두드리는 힘은 사람마다 다르며, 일반적으로 약하게 두드리기 시작해서 강하게 두드린다.

3. 두드리면서 숨을 내쉬고, 종아리를 내리며 양 손바닥을 각각 좌우로 흔들 때 숨을 들이마 신다(또는 자연 호흡).

4. 한 다리로 섰을 때, 발가락을 지탱하여 땅을 잡고, 백회를 올리고, 눈은 정면을 바라본다.

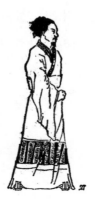

그림 31

1. 왼발을 왼쪽으로 벌리고, 발가락을 들며 허리를 축으로 하여 몸을 왼쪽으로 돌리고 동시에 양팔을 앞으로 왼쪽으로 흔들며, 양손을 가볍게 주먹을 쥐고, 두 주먹으로 두드릴 때 발가락을 땅에 누른다. 오른팔을 비스듬히 하여 오른손 주먹으로 아랫배(천추혈 부근)를 두드리고, 왼손 주먹 등으로 대장유(족태양방광경혈에 속하며, 제4 요추극돌기 아래 1.5인치), 또는 위유(족태양방광경혈에 속하며 제12 흉추극돌기 아래), 또는 장강혈(독맥에 속하는 혈, 항문과 꼬리뼈 사이) 부근을 친다. 시선은 왼쪽 정면을 본다(그림 31).

2. 몸을 오른쪽으로 돌리며 발가락을 들고, 허리를 축으로 하여 몸을 오른쪽으로 돌리며 동시에 양팔을 앞으로 오른쪽으로 흔들며, 두 주먹으로 두드릴 때 발가락을 땅에 누른다. 왼팔을 비스듬히 하여 왼손 주먹으로 아랫배(천추혈 부근)를 두드리고, 오른손 주먹 등으로 대장유, 또는 위유, 또는 장강혈 부근을 친다. 시선은 오른쪽 정면을 본다.
   이렇게 교체하며 8박자를 두 번 한다.

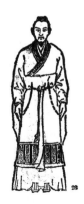

그림 32

3. 두 번째 8박자의 마지막 8박자에 무게 중심을 오른발로 옮기고 오른 다리를 구부리며, 동시에 두 주먹을 손바닥으로 바꾸어 구형을 그리며 양팔을 몸 앞으로 가져온다. 어깨높이로, 어깨너비와 같이 하고, 손바닥은 아래로 향한다. 눈은 양손을 본다.

멈추지 않고, 왼발을 오른발 옆에 나란히 붙이고, 두 다리를 천천히 뻗으면서, 두 손바닥을 몸 옆으로 내리고 반듯하게 선다. 눈은 똑바로 앞을 본다(그림 32).

주의 사항

1. 정신을 집중하여 단전에 의념을 둔다.
2. 온몸에 힘을 빼고 두드리는 힘은 가볍고 편안한 것이 좋다.
3. 두 주먹을 흔들 때 들이마시고, 두드릴 때 숨을 내쉬거나 자연 호흡을 한다.
4. 배불리 먹은 후 바로 이 공법을 수련하는 것은 좋지 않으며, 아침이나 식후 한 시간 후에 할 수 있다.
5. 임산부는 이런 동작을 해서는 안 된다.
6. 당뇨병 환자가 이 공법을 수련할 때 앞의 손으로 관원을 두드리고 뒷손으로 신유를 두드린다. 변비, 치질, 항문 등의 환자는 천추의 꼬리(장강혈, 꼬리뼈와 항문 사이) 부근을 두드릴 수 있다.

백학량시(白鶴亮翅): 학처럼 날개 펴기

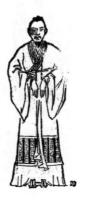

그림 33

1. 숨을 들이마시면서 항문을 안으로 조이며 끌어올리듯이 한다. 동시에 양팔을 안쪽으로
   돌려 양손의 합곡혈(수양명대장경혈에 속하며, 엄지손가락과 집게손가락을 펼쳤을 때 1,
   2장골 중간, 식지 바깥쪽)을 단전에 대고, 눈은 정면을 바라본다(그림 33).

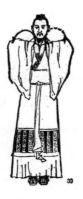

그림 34

멈추지 않고 발뒤꿈치를 들어 올린다. 동시에 양손의 합곡혈은 임맥(任脈)의 양쪽을 따
라 가슴까지 들어 올린다. 두 팔을 구부리며 팔꿈치의 높이는 어깨높이와 같게 하고 손가

락을 아래로 향하게 하며, 눈은 정면을 본다(그림 34).

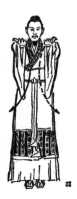

그림 35

2. 숨을 내쉬면서 복부와 항문에 주었던 힘을 늦춘다. 두 팔을 바깥쪽으로 돌리면서 두 손을
들어 올리고 손목을 돌려서 양팔을 어깨 앞으로 편다. 손바닥이 위쪽을 향하고, 손끝은
앞으로 향한다(그림 35).

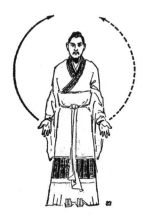

그림 36

양손을 내리며 발뒤꿈치를 땅에 내리고 양팔은 몸 옆에 위치한다. 손바닥은 앞쪽을 향하고
손끝은 아래를 향한다. 양팔을 자연스럽게 편다. 눈은 정면을 본다(그림 36).

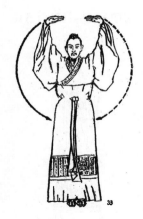

그림 37

3. 숨을 들이마시면서 항문을 안으로 조이며 끌어올리듯이 한다. 두 다리를 펴고 발뒤꿈치
   를 들어 올린다. 동시에 두 팔을 안으로 돌려 몸 양측에서, 위로 호형을 그리면서 머리 위
   에까지 올린다. 손바닥은 위로 향하고 손가락은 서로 마주한다. 눈은 수평으로 앞을 본다
   (그림 37).

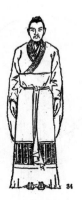

그림 38

4. 숨을 내쉬면서 복부와 항문에 주었던 힘을 늦춘다. 발뒤꿈치를 땅에 내린다. 동시에 두
   손은 각각 양측으로 내려 차렷 자세를 한다. 눈은 수평으로 앞을 본다(그림 38).

5~8은 1~4와 같다.

수련 횟수
8박자를 두 번 한다.

주의 사항
1. 정신을 집중하여 의념은 단전에 둔다.
2. 양팔의 움직임이 부드럽고 느긋하며, 호흡과 긴밀히 협력하여 몸이 편안하고 자연스럽게
   한다.

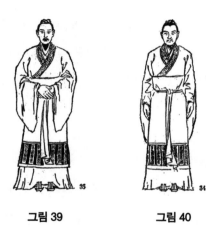

그림 39   그림 40

수공(收功)
1. 두 손바닥을 단전에 포개고, 남자는 왼손이 안에 있고, 여자는 오른손이 안에 있다(그림 39).
2. 두 번째 8박자의 마지막 박자는 두 손을 단전에 겹쳐 놓고 잠깐 멈췄다가 다시 몸 옆으로
   내리고, 천천히 수련을 마친다(그림 40).

제9장

소근장골공(疏筋壯骨功)

소근장골공은 골격, 근육계의 기능을 향상시키고, 목, 어깨, 허리, 다리의 통증, 근력쇠약, 굴곡과 신전의 불가능, 근육의 영양실조, 점진적인 체중 감소 및 허리와 등의 통증 등 운동 계통의 질병을 예방, 치료하는 경락도인동공법이다.

공법의 특징

1. 동작서송 폭도의대(動作舒松 幅度宜大)

매 동작을 경직되지 않고 편안하게 하며, 동작하는 관절의 가동 범위를 가능한 한 커지도록 근육을 펴서 이완하고 관절의 움직임을 매끄럽게 하는 효과를 얻도록 한다.

2. 송긴결합 완만용력(松緊結合 緩慢用力)

'松'은 전신 각 부분을 이완하는 것을 의미하고, '緊'은 '소근장골공'을 수련할 때 적절하게 힘을 주고 천천히 한다는 의미이다. 긴장과 이완을 적절하게 결합하고 힘을 천천히 준다. '송긴결합(松緊結合)'은 '소근장골공'의 중요한 특징 중 하나이지만, '서심평혈공' 등 기타 다른 공법의 '송긴결합'과는 확연히 다르다.

'서심평혈공'은 송긴결합, 송관시말(松緊結合, 松貫始末)을 요구한다. 즉, 이완과 긴장을 결합하며 이완은 처음부터 끝까지 이어진다. 이완(松)은 근본이고, 긴장(緊)은 한순간이다. '소근장골공'은 송긴결합(松緊結合)을 요구하는데, 긴장(緊)은 이완(松)에 포함되며 긴장과 이완은 반반(1:1)이다. 그것은 근육 연조직의 경직을 해소하고, 관절을 부드럽게 하며, 통증을 감소시킨다. 또한 신체의 약한 부분을 단련하고, 체질을 강화하며, 급성 손상을 감소시켜준다. 족소음신경, 족태음비경 및 족양명위경 등을 흐름을 원활하고 균형 있게 하여 요통, 뼈가 약하고 힘이 없고 근육이 허약하며 근골이 쇠약한 증세를 예방하고 치료하는 데 도움이 된다.

3. 의수형변 의면형견(意随形変 意绵形坚)

의념은 몸의 움직임에 따라 변하고, 의념은 부드럽게, 움직임은 확고하게 한다.

'소근장골공'은 동작(形)에 힘이 있고 의념은 지속적이고 자세에 따라 의념하는 경혈(經穴)이 각각 다르다. 예를 들어 제1식 "경항쟁력"은 대추혈, 제2식 "뇌후추비"는 견정혈, 제3식 "서우망월", 제4식 "궁신탄화"는 명문혈, 제5식 "선학유슬"은 학정혈, 제6식 "쌍용희수"는 용천혈, 제7식 "봉황선와", 제8식 "금계보효"는 단전이다. 이는 동작마다 치료 효과가 다르고, 정확한 혈 자리를 의수할 때 정확한 치료 효과를 얻을 수 있기 때문이다. 예를 들어 '경항쟁력'이라는 동작은 주로 목의 질병을 예방하고 치료하기 위해 대추혈에 의념을 두는 것이고, '뇌후추비'라는 동작은 주로 어깨, 팔꿈치, 손목 등의 팔의 질병을 예방하고 치료하기 위해 의도적으로 견정혈에 의념을 두는 것이다.

4. 착중전체 우중궁신(着重转体 尤重躬身)

몸 돌림에 치중하고 몸 굽히기를 중시한다.

큰 폭으로 몸을 돌리고 몸을 굽히는 것은 '소근장골공'의 두드러진 특징이다. 예를 들면, "뇌후추비", "서우망월", "쌍용희수", "봉황선와"는 모두 몸을 회전하는 동작이다. 일반적으로 몸의 회전 동작이 클수록 치료 효과는 더욱 좋아진다. "궁신탄화"는 몸을 구부리는 동작으로, 일반적으로 몸을 충분히 구부릴수록 효과가 더욱 커진다. 전체 공법의 여덟 가지 자세 중 다섯 가지 자세가 몸 돌리기와 몸 구부리기를 강조하는 것을 볼 때, 몸 돌리기와 몸 구부리기의 중요성을 알 수 있다. "착중전체 우중궁신(着重转体 尤重躬身)"의 특징은 유착된 연조직을 효과적으로 분해하고, 신체의 약한 부분의 힘을 증강시키며, 경직된 관절, 근육을 이완시키는 것 외에도 중의학의 관점에서 볼 때 독맥과 족소음신경, 족궐음간경의 흐름을 원활하게 하여 신장과 허리를 튼튼하게 하며, 간을 보호하며 비장을 건강하게 하여 근육을 튼튼하게 하는 작용을 한다.

5. 강조준기 갱중슬선(强调蹲起 更重膝旋)

앉고 서는 것을 강조하며 무릎 돌리기를 더욱 중시한다.

무릎 관절을 구부리고 펴기와 돌리기는 '소근장골공'의 주요 부분이며, 고관절, 무릎, 발목의 손상을 예방하고 치료하는 중요한 부분이기도 하다. 이 동작을 꾸준히 하면 족삼음경(足三陰經)의 원혈(原穴)에 대한 자극이 강화되고, 내기(內氣)의 정상적인 운행을 열어 고관절 통증, 무릎 통증 및 발목 부종을 예방 및 치료하는 효과를 얻을 수 있다.

수련 준비

두 발을 모으고 바르게 서서 온몸에 힘을 빼고 정신을 가다듬고 사상(思想)을 집중시키며 편안한 몸가짐으로 연공을 준비한다.

수련 암기 묵념

고요한 밤중에 모든 걱정 버리고
의념은 단전에 7규(竅)를 닫고
호흡은 부드럽게 혀는 입천장에
몸을 가볍게 제비처럼 창공을 날으라

주의 사항

1. 두 손을 단전에 포개고, 남녀 모두 왼손을 안쪽에 둔다.
2. 묵념이 끝나면 양손을 옆으로 내리고 눈은 정면을 본다.

경항쟁력(頸項爭力): 목 회전하기

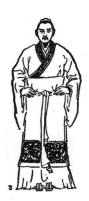

그림 1

준비 자세: 두 발을 모으고 몸은 바르게 하며, 양손으로 허리를 짚는다. 엄지손가락은 뒤에서 신유혈(족태양방광경에 속하며, 제2 요추극돌 아래에 좌우 1.5촌에 위치)을 누르고, 나머지 네 손가락은 복부 옆을 누른다. 눈은 앞을 바라본다(그림 1).

첫 번째 8박자

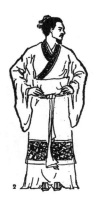

그림 2

1. 숨을 들이마시면서 항문을 안으로 조이고 끌어올리듯이 한다. 두 발은 움직이지 않고 머리를 최대한 왼쪽으로 돌린 다음 아래턱을 왼쪽으로 더 민다. 동시에 두 손에 주었던 힘을 늦춘다. 눈은 왼쪽을 바라본다(그림 2).

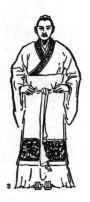

그림 3

2. 숨을 내쉬면서 복부와 항문에 주었던 힘을 늦춘다. 두 발은 움직이지 않고 머리를 오른쪽으로 똑바로 돌린다. 양손 엄지로 신유(腎兪)를 누르고 다시 원래의 준비 자세를 취한다. 눈은 앞을 바라본다(그림 3).

3~4는 1~2와 같으며 머리를 오른쪽으로 돌려 동작한다.

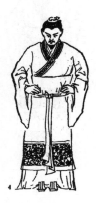

그림 4

도인양생공

5. 숨을 들이마시거나 자연 호흡을 하며 항문을 안으로 조이고 끌어올리듯이 한다. 머리를 천천히 최대한 숙인 다음 아래턱이 가슴에 닿은 후 아래로 더 당긴다. 동시에 두 손에 주었던 힘을 늦추고, 눈은 땅을 바라본다(그림 4).

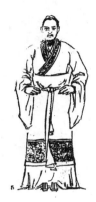

그림 5

6. 숨을 내쉬거나 자연 호흡을 하며 복부와 항문에 주었던 힘을 늦춘다. 머리를 천천히 들며 두 엄지손가락으로 신유혈을 누르고 원래의 준비 자세로 돌아간다(그림 5).

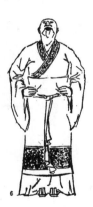

그림 6

7. 숨을 들이마시면서 항문을 안으로 조이고 끌어올리듯이 한다. 머리를 천천히 뒤로 최대한 젖히고 아래턱을 위로 쳐든다. 동시에 두 손에 주었던 힘을 늦춘다. 얼굴은 하늘을 본

다(그림 6).

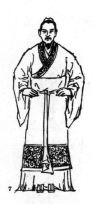

그림 7

8. 숨을 내쉬면서 복부와 항문에 주었던 힘을 늦춘다. 머리를 천천히 바로 세우고 양손 엄지
로 신유혈을 누르면서 원래의 준비 자세로 돌아간다(그림 7).

두 번째 8박자는 첫 8박자와 같다. 세 번째 8박자는 머리를 숙인 자세로 시작하여 시계 방
향으로 머리를 돌린다. 네 박자에 한 바퀴씩 돌리는데, 돌릴 때 마치 끈으로 머리 위의 백
회혈(白會穴)을 바깥쪽으로 당기는 것처럼 돌린다. 네 번째 8박자는 세 번째 8박자와 같
으나 머리를 시계 반대 방향으로 돌린다.

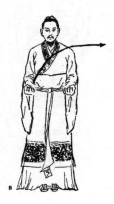

그림 8

수련 횟수

① 8박자를 네 번 한다. 네 번째 8박자의 마지막 박자는 두 손을 주먹 쥐고 허리 옆에 붙인다. 주먹 안쪽은 위로 향하고, 중충으로 노궁혈을 누른다(그림 8).

② 8박자를 두 번 하는 것도 가능하다. 첫 번째 8박자는 앞 동작과 같고, 두 번째 8박자의 앞 4박자는 오른쪽에서 왼쪽으로 한 바퀴, 뒤 4박자는 왼쪽에서 오른쪽으로 한 바퀴 돌린다.

③ 일반적으로 첫 번째 8박자 동작을 두 번 한다.

주의 사항

1. 머리 돌리기, 머리 숙이기, 머리 젖히기, 머리를 시계 방향으로 돌릴 때 상체를 곧게 하고, 머리를 따라서 몸이 돌지 않도록 한다.

2. 동작 중 목에 힘을 빼고, 양쪽 어깨를 가라앉히며, 다섯 발가락은 땅을 밟는다.

3. 의념은 대추혈(大椎穴)에 둔다.

4. 숨을 내쉬며 신유를 누르는 것이 동작과 잘 맞지 않을 때는 양손 엄지손가락을 신유에 대고 움직이지 않아도 된다.

5. 머리를 두 바퀴 돌린 후에 똑바로 세우고, 다시 머리를 숙인 상태에서 반대 방향으로 두 바퀴 돌린다.

뇌후추비(腦后推碑): 뒷머리 쓰다듬기

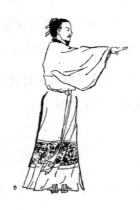

그림 9

1. 숨을 들이마시면서 항문을 안으로 조이고 끌어올리듯이 한다. 왼쪽으로 몸을 돌리며, 오른 팔을 밖으로 돌려서 오른쪽 손등으로 몸을 스치면서 왼쪽 어깨 쪽으로 꽂듯이 가져간다. 이어서 왼쪽 어깨를 뒤로 움직이며 오른팔을 안으로 돌리고 오른손을 왼쪽으로 가로 밀며 자연스럽게 팔을 편다. 손바닥을 아래로 향하고 새끼손가락에 힘을 준다. 동시에 왼쪽 팔 꿈치를 왼쪽 뒤로 밀면서 몸을 가능한 왼쪽으로 돌린다. 눈은 오른손을 본다(그림 9).

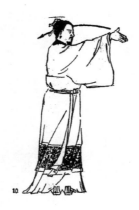

그림 10

2. 숨을 내쉬면서 복부와 항문을 조이며 끌어올리듯이 한다. 오른팔을 밖으로 돌리면서 오른팔을 약간 들어 손바닥은 몸 뒤쪽으로 향하게 하고 손가락은 약간 아래로 내린다. 눈은 오른 손바닥을 본다(그림 10).

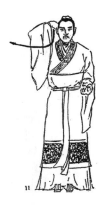

그림 11

동작을 이어서, 상체를 천천히 오른쪽으로 돌려 바르게 하며, 오른 손바닥은 왼쪽 어깨를 거쳐 머리 뒤로해서 오른쪽으로 돌린다. 손등을 머리 뒤 오른쪽에 붙이고 눈은 바로 앞을 본다(그림 11).

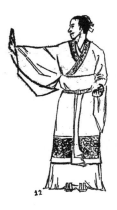

그림 12

3. 숨을 들이마시면서 항문을 안으로 조이고 끌어올리듯이 한다. 오른팔을 안으로 돌리며 어깨는 내리고, 팔꿈치를 펴고, 팔목은 구부리며 손가락을 치켜들어 손바닥을 세운 상태로 오른손을 머리 뒤로부터 오른쪽 어깨 위에서 오른쪽 어깨높이로, 손바닥은 오른쪽으로 향하고 자연스럽게 팔을 편다. 눈은 오른손을 본다(그림 12).

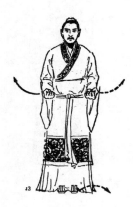

그림 13

4. 숨을 내쉬면서 복부와 항문에 주었던 힘을 늦춘다. 오른 손바닥은 호형을 그리며 주먹을 쥐고 허리에 가져간다. 주먹 안쪽이 위로 향하고, 중충으로 노궁혈을 누른다. 눈은 바로 앞을 본다(그림 13).

5~8은 1~4와 같으나, 몸을 오른쪽으로 돌리며 손을 바꿔 동작한다.

수련 횟수

8박자를 두 번 한다.

주의 사항

1. 손바닥을 밀어 줄 때에는 상체를 바로 세우고 천천히 힘을 주며, 앞으로 기울어지거나 구부리지 않는다. 손이 머리 뒤로 돌 때 호형의 크기를 작게 하고, 머리를 숙이지 말아야 한다.

2. 주먹을 허리 옆에 놓을 때 중충(中衝)으로 노궁혈(勞宮穴)을 누른다.

3. 의념은 견정혈(肩井穴)에 둔다.

서우망월(犀牛望月): 코뿔소 달 쳐다보기

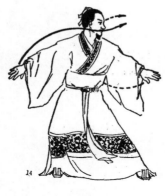

그림 14

1. 숨을 들이마시면서 항문을 안으로 조이고 끌어올리듯이 한다. 몸의 중심을 오른발로 옮기고 오른 다리를 구부린다. 왼쪽 발꿈치를 들고 왼발을 왼쪽으로 크게 벌려 놓으며, 발끝은 앞으로 향한다. 동시에 두 팔을 안으로 돌리면서 주먹을 펴고 손바닥을 아래로 누르며 뒤로 민다(그림 14). 계속해서 왼 다리를 구부리며 중심을 왼 다리로 옮기고, 오른 다리는 곧게 편다. 동시에 양팔은 안쪽으로 돌리며 두 손바닥을 이완하고 좌우 뒤쪽에서 호형을 그리며 돌린다. 눈은 앞을 바라본다.

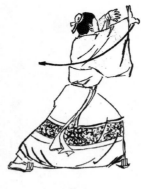

그림 15

2. 숨을 내쉬면서 복부와 항문에 주었던 힘을 늦춘다. 왼발은 움직이지 않고 오른 발바닥을
축으로 발꿈치를 밖으로 돌리면서 상체를 왼쪽으로 돌리고, 오른 다리를 곧게 펴고 왼 다
리를 구부린다. 동시에 두 손을 각각 양측에서 머리 앞쪽 위에 올려 세우며 두 팔은 호형
을 이룬다. 손바닥은 사선으로 위를 향하고 손가락은 서로 마주보며, 눈은 달을 쳐다보는
듯 왼쪽 뒤로 위쪽을 바라본다(그림 15).

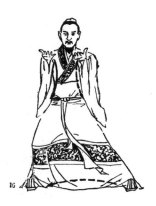

그림 16

3. 숨을 들이마시면서 항문을 안으로 조이고 끌어올리듯이 한다. 몸을 오른쪽으로 돌리면서
몸의 중심을 오른발로 옮긴다. 오른 다리를 절반 굽히고 왼쪽 다리는 곧게 펴며 발끝은
앞쪽을 향한다. 동시에 양팔을 밖으로 돌려 양 손바닥으로 호형을 그리며 가슴 앞으로 가
져오고 팔을 편다. 손바닥은 위로 향하고 손가락은 앞쪽을 향한다. 두 손 사이의 거리는
어깨너비와 같고, 눈은 두 손바닥을 본다(그림 16).

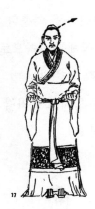

그림 17

4. 숨을 내쉬면서 복부와 항문에 주었던 힘을 늦춘다. 왼발을 오른발 옆으로 모으며 구부려진 두 다리를 천천히 편다. 동시에 두 손은 주먹을 쥐고 허리에 놓으며, 손바닥 부분이 위로 향하고 중충으로 노궁혈을 누른다. 눈은 수평으로 앞을 본다(그림 17).

5~8은 1~4와 같고, 오른발을 오른쪽으로 내디디며 몸을 오른쪽으로 돌리는 동작을 한다.

수련 횟수

8박자를 두 번 한다.

주의 사항

1. 허리 회전 폭을 크게 하고, 고관절을 내리며, 앞다리는 무릎이 앞으로 향하게 하고 뒷다리는 곧게 펴고 발꿈치는 바닥에서 떨어지지 않도록 한다.
2. 두 손을 주먹 쥘 때 중충으로 노궁혈을 짚는다.
3. 두 팔의 회전 폭은 크고, 속도가 균일해야 하며, 어깨를 들썩이거나, 빠르거나 느려서는 안 된다.
4. 의념은 명문혈(命門穴)에 둔다.

궁신탄화(躬身憚靴): 허리 숙여 신발 신기

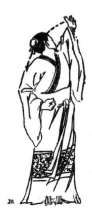

그림 18

1. 숨을 들이마시면서 항문을 안으로 조이고 끌어올리듯이 한다. 몸을 최대한 왼쪽으로 돌려 가슴을 펴고 배를 내민다. 동시에 왼손 주먹을 펴서 아래로 내리고, 몸 뒤에서 호형을 그리면서 위로 올리고 팔은 최대한 곧게 편다. 눈은 왼손바닥을 본다(그림 18).

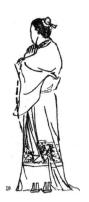

그림 19

이어서 몸을 가능한 한 오른쪽으로 돌리며 왼팔을 돌려 내려 왼 손바닥을 오른쪽 가슴 앞에 놓고(엄지손가락 등과 검지의 측면을 가슴에 붙인다), 팔꿈치를 구부리고 손가락이 위로 향한다. 눈은 왼손을 본다(그림 19).

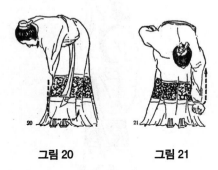

그림 20   그림 21

2. 숨을 내쉬면서 복부와 항문에 주었던 힘을 늦춘다. 상체를 오른쪽으로 구부리고 두 다리를 편다. 왼손바닥을 약간 바깥쪽으로 돌려 오른 다리 뒤에 가져가 문지르며 내려간다. 손가락은 족태양방광경의 승부, 위중, 부양 등 혈을 따라 움직이고, 손바닥은 족소양담경의 환도, 풍시, 양릉천, 현종 등 혈을 따라 움직여서 발꿈치에 이른다(그림 20).

이어서 몸을 왼쪽으로 돌리며 팔을 안쪽으로 돌려 손바닥이 발등을 지나서, 왼발의 바깥쪽에서 팔을 밖으로 돌려 주먹을 쥐고 손바닥 면이 앞을 향하게 한다. 눈은 왼쪽 주먹을 본다(그림 21).

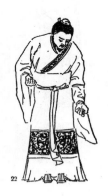

그림 22

도인양생공

3. 숨을 들이마시면서 항문을 안으로 조이고 끌어올리듯이 한다. 상체를 천천히 세우고, 왼쪽 주먹을 왼쪽 무릎까지 들어 올리며 머리를 든다(그림 22).

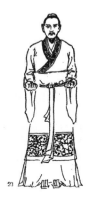

그림 23

4. 숨을 내쉬면서 복부와 항문에 주었던 힘을 늦춘다. 몸을 곧게 세우고, 왼쪽 주먹을 허리에 놓으며 주먹의 중심은 위로 향하고, 중충으로 노궁혈을 누른다. 눈은 앞을 본다(그림 23).

5~8은 1~4와 같으며, 방향만 다르다(몸을 오른쪽으로 돌리며 오른쪽 주먹을 손바닥으로 바꾸어 동작한다).

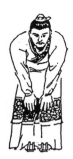

그림 24

수련 횟수

8박자를 두 번 한다. 두 번째 8박자의 마지막 박자는 두 주먹을 펴서 각각 두 무릎의 학정혈(鶴頂穴)에 놓으며 두 다리를 곧게 편다. 눈은 앞쪽 아래를 본다(그림 24).

주의 사항

1. 의념은 명문에 둔다.
2. 몸을 가능한 펴고, 뒤로 젖히고 앞으로 굽히는 폭이 커야 한다. 몸을 굽혀서 신발을 터는 동작 시, 두 다리를 곧게 편다. 단, 초보자와 환자는 점차 각도와 난이도를 더해 간다.
3. 중증 고혈압 환자는 이 동작을 하지 말아야 한다.

선학유슬(仙鶴柔膝): 학이 무릎 쓰다듬기

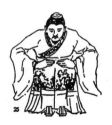

그림 25

1. 숨을 들이마시면서 항문을 안으로 조이고 끌어올리듯이 한다. 두 다리를 완전히 구부리고, 동시에 두 손바닥을 안으로 돌려 노궁혈로 학정혈을 문지르며 두 손가락은 서로 마주하고 팔꿈치를 구부린다. 눈은 앞을 바라본다(그림 25).

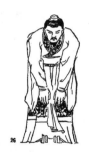

그림 26

2. 숨을 내쉬면서 복부와 항문에 주었던 힘을 늦춘다. 두 다리를 천천히 펴고, 동시에 두 손바닥은 양팔을 따라 바깥쪽으로 돌려 노궁혈로 학정혈(鶴頂穴)을 문지르고, 손가락은 아래로 향하며 두 팔은 곧게 편다. 눈은 앞쪽 아래를 본다(그림 26).

3, 5, 7은 1과 같고, 4, 6, 8은 2와 같다.

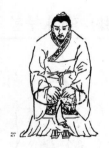

그림 27

두 번째 8박자

두 다리는 안에서 바깥쪽으로 무릎을 돌리고, 두 손바닥의 노궁혈로 학정혈을 문지른다(그림 27).

1, 3, 5, 7은 무릎을 돌리며 다리를 구부리고, 2, 4, 6, 8은 두 다리를 곧게 펴고, 두 손바닥은 뒤쪽으로 향하여 학정혈을 누른다. 눈은 앞쪽 아래를 본다.

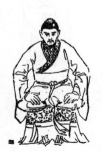

그림 28

세 번째 8박자

두 번째 8박자와 같으나 두 다리 무릎을 밖에서 안으로 돌리며 두 손바닥의 노궁혈은 학정혈을 문지른다(그림 28).

1, 3, 5, 7은 무릎을 돌리며 다리를 구부리고, 2, 4, 6, 8은 두 다리를 곧게 펴고 두 손바닥은

도인양생공

뒤쪽으로 향하여 학정혈을 누른다. 눈은 앞쪽 아래를 본다.

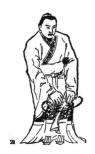

그림 29

네 번째 8박자

앞의 네 박자는 두 무릎을 모으고 시계가 도는 방향으로 무릎을 돌리되, 두 박자에 한 바퀴 돌린다. 뒤의 네 박자는 두 무릎을 모으고 시계가 도는 반대 방향으로 무릎을 돌리되, 두 박자에 한 바퀴 돌린다. 무릎을 한 바퀴 돌릴 때마다 다리를 곧게 펴고, 무릎을 굽히고, 돌리고, 펴는 과정을 거친다(그림 29).

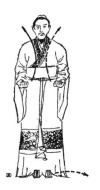

그림 30

수련 횟수

1. 8박자를 네 번 할 수 있다. 마지막 8박자의 마지막 박자는 몸을 곧게 세우고, 두 손은 주먹

을 쥐어 허리에 놓으며, 손바닥 쪽이 위로 향한다. 눈은 앞을 본다(그림 30).

2. 8박자를 두 번 할 수 있다. 첫 번째 8박자는 앞과 같고, 두 번째 8박자의 앞의 4박자는 두 무릎을 왼쪽에서 오른쪽으로 두 바퀴 돌리며, 뒤의 4박자는 두 무릎을 오른쪽에서 왼쪽으로 두 바퀴 돌린다.

주의 사항

1. 의념을 학정(鶴頂)에 두고, 자연 호흡(또는 홀수 박자일 때 숨을 들이쉬며 항문을 조이고, 짝수 박자일 때 숨을 내쉬며 항문을 풀어준다)을 한다.

2. 무릎을 구부리고 앉을 때 두 발을 모으고 발꿈치는 바닥에서 떼지 않으며, 엉덩이를 종아리 뒤쪽에 붙인다.

3. 무릎을 돌릴 때 폭을 크게 하고, 동작은 천천히 부드럽게 한다.

4. 주먹을 쥐고 있을 때, 중충(中冲)으로 노궁(勞宮)을 누른다.

5. 전체 동작 시 고개를 숙이지 않는다.

쌍용희수(双龍戲水): 쌍용 물놀이

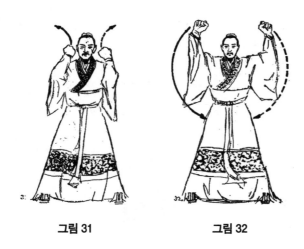

그림 31 　　　　　　　　　그림 32

1. 숨을 들이마시면서 항문을 안으로 조이고 끌어올리듯이 한다. 무게 중심을 오른발로 옮기고 오른 다리를 구부리며 왼발을 왼쪽으로 크게 한 발 벌려 딛는다. 이어서 무게 중심을 두 다리 사이로 옮기고 두 다리를 곧게 편다. 동시에 두 주먹을 허리에서 가슴 앞을 지나 위로 올리며 손바닥 쪽은 안으로 향하고, 얼굴 앞에 왔을 때 두 팔을 안으로 돌려 손바닥 쪽이 밖으로 향하게 한다(그림 31). 계속하여 양 팔을 머리 좌우측 앞으로 들어 올린다. 눈은 앞을 바라본다(그림 32).

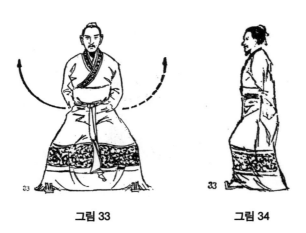

그림 33 　　　　　　　　　그림 34

2. 숨을 내쉬면서 복부와 항문에 주었던 힘을 늦춘다. 두 다리를 구부려 말안장에 앉는 자세를 취하고 상체를 곧게 편다. 동시에 두 주먹을 각각 양쪽으로 빠르게 내리면서 환도혈(環跳穴)을 친다. 환도혈을 칠 때 '헤이'라고 소리친다. 눈은 앞을 바라본다(그림 33, 그림 34).

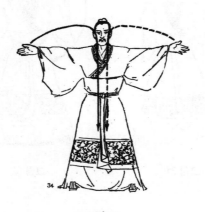

그림 35

3. 숨을 들이마시면서 항문을 안으로 조이고 끌어올리듯이 한다. 두 팔의 긴장을 풀고 두 다리를 천천히 곧게 편다. 동시에 두 주먹을 펴서 손바닥이 아래로 향하게 각각 양측으로 호형을 그리며 올린다. 어깨높이까지 올라왔을 때 두 팔을 밖으로 돌려 손바닥이 위로 향하게 하고, 눈은 앞을 바라본다(그림 35).

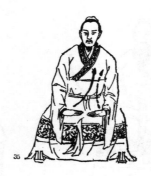

그림 36

4. 숨을 내쉬면서 복부와 항문에 주었던 힘을 늦춘다. 두 손바닥을 양측에서 안쪽으로 올리고 얼굴 앞에서 호형을 그리면서 하복부까지 내려 누른다. 이 때 두 팔은 원형을 이루며 손바닥은 아래로 향하고, 손가락은 서로 마주한다. 동시에 두 다리는 말안장에 올라앉는 자세를 취하고 상체를 곧게 편다. 눈은 앞을 바라본다(그림 36).

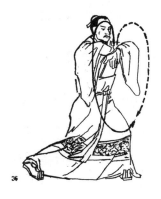

그림 37

5. 숨을 들이마시면서 항문을 안으로 조이고 끌어올리듯이 한다. 두 손바닥은 두 팔과 함께 안으로 돌려 하복부 앞에서 서로 손등을 붙인다. 왼발은 움직이지 않고 오른 발바닥을 축으로 하여 오른쪽 발꿈치를 들어 바깥쪽으로 돌리며 몸을 왼쪽으로 90도 정도 돌리고, 상체는 곧게 편다. 동시에 손등을 마주 댄 상태로 가슴 앞까지 올린다. 손가락은 아래로 향하고 팔꿈치를 굽힌다. 눈은 손목 위를 본다(그림 37).

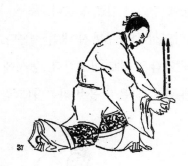

그림 38

6. 숨을 내쉬면서 복부와 항문에 주었던 힘을 늦춘다. 두 손바닥을 구부리고 손끝을 튕겨서 손바닥을 편 다음 각각 양측으로 내려 종아리 앞에 와서 손을 모은다. 두 팔은 하나의 원형을 이루며 손바닥은 위쪽으로 향하고, 손가락은 서로 마주한다. 동시에 오른 다리를 구부리며 무릎을 내려 꿇어앉으며(무릎은 땅에 대지 않는다) 상체를 앞으로 약간 구부리고, 눈은 두 손바닥을 본다(그림 38).

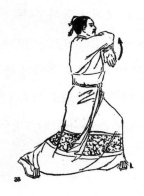

그림 39

7. 숨을 들이마시면서 항문을 안으로 조이고 끌어올리듯이 한다. 몸을 세우고, 동시에 두 팔을 안으로 돌리면서 손등을 붙여 가슴 앞쪽으로 올린다. 손바닥은 바깥쪽을 향하게 하고, 손가락은 아래로 향한다(그림 39).

도인양생공

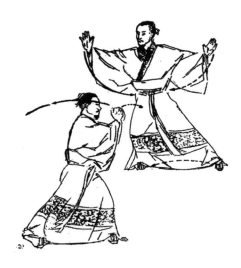

그림 40

이어서 몸을 오른쪽으로 돌리며 오른 발가락을 축으로 오른쪽 발꿈치를 안으로 돌려 발꿈치를 내리고, 말안장에 올라앉은 자세로 두 손바닥을 구부리면서 손끝을 튕긴다. 동시에 오른 다리는 구부리고 왼 다리를 곧게 펴면서 양팔은 호형을 그리면서 어깨 옆으로 펼친다. 눈은 앞을 본다(그림 40).

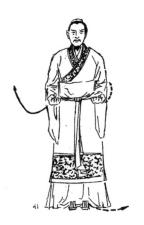

그림 41

8. 숨을 내쉬면서 복부와 항문에 주었던 힘을 늦춘다. 왼발을 오른발 옆으로 가져가고 구부렸던 두 다리를 곧게 편다. 동시에 두 손은 주먹을 쥐고 허리 옆에 놓으며, 중충으로 노궁을 누른다. 눈은 앞을 바라본다(그림 41).

두 번째 8박자는 첫 번째 8박자와 같으나, 오른발을 오른쪽으로 벌리며 동작을 시작한다.

수련 횟수
8박자를 두 번 한다.

주의 사항
1. 의념은 용천(涌泉)에 둔다.
2. 두 팔의 힘을 빼고 두 주먹으로 환도혈을 칠 때 힘을 크게 준다. "헤이"하고 소리칠 때 단전의 힘으로 기를 강하게 내뿜는다.
3. 말안장에 앉는 자세로 손바닥을 누를 때 상체를 앞으로 굽히지 말고 곧게 세운다.
4. 제5, 6, 7박자를 할 때 허리, 고관절, 엉덩이를 충분히 돌려야 하며, 상 · 하지(팔다리)의 동작이 조화를 이루어야 한다.

봉황선와(鳳凰旋窩): 봉황이 둥지 주위 맴돌기

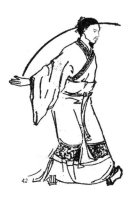

그림 42

1. 숨을 들이마시면서 항문을 안으로 조이고 끌어올리듯이 한다. 몸의 중심을 오른발로 옮기면서 오른 다리를 반쯤 구부리고, 몸을 왼쪽으로 90도 돌리며 왼발을 왼쪽으로 벌려 딛고 발끝은 밖으로 보낸다. 동시에 두 팔을 안으로 돌리며 두 주먹을 펴면서 손바닥을 양측으로 내리고, 뒤로 호형을 그리면서 팔을 편다. 손바닥은 뒤로 향하고, 눈은 앞을 바라본다(그림 42).

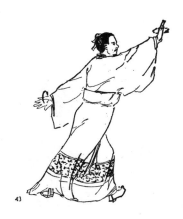

그림 43

멈추지 않고, 몸을 계속 왼쪽으로 돌리면서 몸의 중심을 왼발로 옮기고 오른쪽 발꿈치를 들어 올리면서 두 다리를 자연스럽게 편다. 동시에 오른 손바닥은 몸 옆에서 팔을 안으로 돌리며 위로 들어 올리고, 머리 위 오른쪽 위 방향으로 올려 팔을 뻗는다. 왼 손바닥도 몸의 돌림에 따라 왼팔을 안으로 돌려 손바닥이 위로 향하게 왼쪽 뒤 아래 방향으로 뻗는다. 팔을 안으로 돌려 곧게 편다. 눈은 오른쪽 손등을 본다(그림 43).

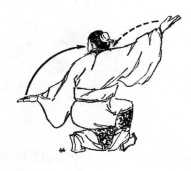

그림 44

2. 숨을 내쉬면서 복부와 항문에 주었던 힘을 늦춘다. 두 다리를 구부리며 반근보(盤根步)로 앉는다. 동시에 두 팔을 바깥쪽으로 돌려 손바닥을 위로 향하게 하고, 오른쪽 손바닥은 어깨보다 높으며, 왼쪽 손바닥은 허리 높이와 같다. 왼쪽 아래 팔뚝은 지면과 평행하고, 두 손바닥은 노궁혈이 서로 마주보며, 눈은 왼쪽 손바닥을 본다(그림 44).

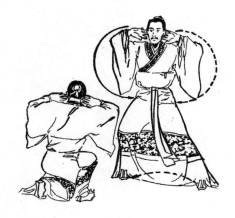

그림 45

3. 숨을 들이마시면서 항문을 안으로 조이고 끌어올리듯이 한다. 두 손 중지로 예풍혈(翳風穴, 수소양삼초경혈에 속하며, 귓불 뒤 귀뼈와 턱뼈가 만나는 오목한 지점)을 누른다. 이어서 오른 발바닥과 왼 발바닥을 차례로 축을 삼아 오른쪽으로 몸을 돌리면서 일어서고, 몸의 중심을 오른발로 옮기고 왼쪽 다리는 곧게 편다. 눈은 앞을 본다(그림 45).

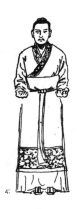

그림 46

4. 숨을 내쉬면서 복부와 항문에 주었던 힘을 늦춘다. 왼발을 오른발 옆에 모으며 구부려진 두 다리를 곧게 편다. 동시에 두 손을 양측으로 호형을 그리며 허리에 가져가고, 두 손은 주먹을 쥐어 중충으로 노궁을 누른다. 눈은 앞을 본다(그림 46).

5~8은 1~4와 같으나, 오른발을 오른쪽으로 벌리며, 왼손과 오른손을 바꿔 동작한다.

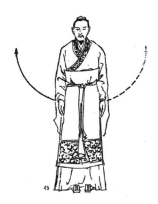

그림 47

수련 횟수

8박자를 두 번 한다. 두 번째 8박자의 마지막 박자는 발을 모으고 서있는 자세로 두 손바닥을 다리 옆으로 내리며 손가락은 아래쪽을 향한다. 눈은 앞을 바라본다(그림 47).

주의 사항

1. 반근보 자세 시, 두 다리를 가까이 붙이고 앞 발끝을 밖으로 돌리며 엉덩이는 두 발 사이에 내린다. 초보자와 허약자는 헐보(歇步)를 취해도 된다.
2. 손은 몸의 회전에 따르며, 상체와 하체의 움직임은 조화롭게 일치시킨다.
3. 의념은 단전에 둔다.

도인양생공

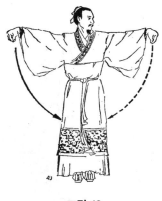

그림 48

1. 숨을 들이마시면서 항문을 안으로 조이고 끌어올리듯이 한다. 백회(百會, 독맥혈에 속하며 정수리 정중앙선, 양쪽 귀 끝이 이어지는 교차점에 위치)를 위로 올리며, 두 다리를 곧게 펴고 발꿈치를 들어 올린다. 동시에 두 손을 구수(勾手, 손가락을 모은 형태)로 하여 양측으로 들어 올리며, 두 팔은 곧게 펴고 두 손을 어깨 높이로 올린다. 눈은 왼손을 본다(그림 48).

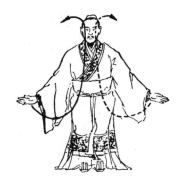

그림 49

2. 숨을 내쉬면서 복부와 항문에 주었던 힘을 늦춘다. 발꿈치를 땅에 붙이면서 두 다리를 구부리며 앉고, 두 무릎은 서로 붙인다. 동시에 두 구수를 펴서 손바닥을 아래로 누르며 두

팔은 자연스럽게 편다. 손바닥은 아래로 향하고 손가락은 바깥쪽을 향하면서 두 팔은 호형을 그리면서 몸 양측으로 내린다. 눈은 앞을 본다(그림 49).

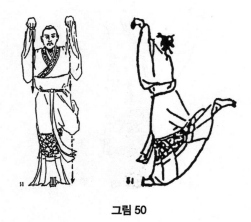

그림 50

3. 숨을 들이마시면서 항문을 안으로 조이고 끌어올리듯이 한다. 오른 다리를 곧게 펴고 왼다리는 무릎을 구부려 다리를 뒤로 옮긴다. 발등을 펴고 발바닥은 위로 향하게 한다(또는 두 다리를 곧게 편다). 동시에 두 팔을 안쪽으로 돌려 손바닥으로 호형을 그리면서 복부 앞에 이르렀을 때 구수로 바꾼다. 양팔을 앞으로 뻗어 머리 앞쪽 위로 올리고 구수 끝은 아래로 향하게 하며, 몸이 반궁형(反弓形, 두 다리를 곧게 펼 때 가슴을 내밀고 허리를 편다)을 이룬다. 눈은 앞을 보며, 금닭이 홰를 치는 모양을 한다(그림 50).

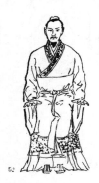

그림 51

도인양생공

4. 숨을 내쉬면서 복부와 항문에 주었던 힘을 늦춘다. 왼발을 내려 오른발 옆에 모으고, 두 다리를 반쯤 구부려 앉는다. 동시에 두 구수를 펴서 손을 대퇴부까지 내린다. 손바닥은 아래로 향하고, 손가락 끝은 앞쪽을 향한다. 눈은 앞을 본다(그림 51).

5~8은 1~4와 같으나, 왼쪽과 오른쪽을 바꿔 동작한다.

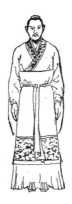

그림 52

수련 횟수

8박자를 두 번 한다. 두 번째 8박자의 마지막 8박자는 구부렸던 두 다리를 천천히 편다. 동시에 두 손을 몸의 양측으로 내렸다가 단전에 포개어 놓는다. 남자는 왼손을 안에 놓고, 여자는 오른손을 안에 놓는다. 잠시 멈춘 후 양손을 몸의 양측으로 내리고 발을 모으고 서있는 자세를 취한다(그림 52).

주의 사항

1. 의념을 단전에 둔다.
2. 상체와 하체가 잘 조화되어야 하고, 가볍고 부드러우며, 동작과 호흡이 긴밀하게 배합되어야 한다.
3. 한발로 설 때에는 발가락으로 땅을 움켜쥔다.

4. 두 발을 모으고 다리를 곧게 편다. 팔목을 굽혀 구수를 올릴 때 가슴을 내밀고 몸을 펴야 한다.

참고 문헌

여관영 (1998) 기공학기초, 인민출판사

장광덕 (1987) 도인양생공도해, 북경체육학원출판사

장광덕 (1993) 도인양생공공리, 북경체육학원출판사

장광덕 (1993) 도인양생학, 북경체육학원출판사

서 재 (1996) 무술학개론, 인민체육출판사

장조진 (1994) 중국기공대논전, 인민체육출판사

허일웅 (1988) 보건기공, 정담출판사

허일웅 (1999) 기경혈학, 북피아출판사

허일웅 (2007) 동방선술, 명지대학교출판부

허일웅 (2021) 경락기공, 청풍출판사

허일웅 (2021) 기공학총론, 청풍출판사

연혁

- 1994. 05. 대한기공협회 설립
- 1994. 08. 15. 중국 베이징 체육대학 연구
- 1998. 05. 중국 양생태극 전수자
- 1999. 08. 중국 우슈 협회 공인7단 승단
- 2003. 01. 일본 월간잡지 비전 소개 대동류 승계자
- 2004. 02. 11. 대한 체육회 스포츠과학 연구상 수상
- 2004. 04. 대한우슈협회 부회장
- 2004. 03. 31. 한국 도교문화 학회 부회장
- 2006. 09. 11. 타이치 신문 명예회장
- 2008. 11. 01. 중국 서안 체육 대학 객좌교수
- 2009. 07. 01. 대한 무도학회 부회장
- 2010. 05. 19. 국민생활체육 전통선무예 연합회 설립 회장
- 2010. 12. 13. 특허청 건신기공 상표 등록.
- 2012. 03. 01. 명지대학교 명예교수
- 2012. 09. 20. 국제 헬스치궁 연합회 집행위원 당선
- 2013. 08. 12. 대한체육회 무예위원회 위원
- 2016. 03. 29. 대한체육회 전통선술 협회 회장
- 2016. 08. 국제 헬스치궁 연합회 법무위원
- 2020. 05. 20. 문화체육관광부 전통무예 진흥위원회 위원
- 2020. 12. 22. 사단법인 대한선무예협회 이사장 취임
- 2021. 01. 22. 명칭변경 대한헬스치궁협회 이사장 취임
- 2024. 09. 22. 선무예, 특허청 상표등록

서비스표등록증
CERTIFICATE OF SERVICE MARK REGISTRATION

등 록 제 41-0204528 호
(REGISTRATION NUMBER)

출원번호
(APPLICATION NUMBER)　제 2009-0015996 호

출원일
(FILING DATE:YY/MM/DD)　2009년 07월 15일

등록일
(REGISTRATION DATE:YY/MM/DD)　2010년 12월 13일

서비스표권자
(OWNER OF THE SERVICE MARK RIGHT)
　　　허일웅(461204-1******)

　　경기 용인시 처인구 이동면서리 988-1

서비스표를 사용할 서비스업 및 구분
(LIST OF SERVICES)
제 41 류

기공수련지도업등 10건

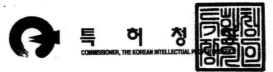

위의 표장은 「상표법」 에 의하여 서비스표등록원부에 등록
되었음을 증명합니다.
(THIS IS TO CERTIFY THAT THE SERVICE MARK IS REGISTERED ON THE REGISTER OF THE KOREAN
INTELLECTUAL PROPERTY OFFICE.)

　　　　　　　　　　　　　　2010년 12월 13일

특 허 청
COMMISSIONER, THE KOREAN INTELLECTUAL PROPERTY SERVICE

존속기간갱신등록신청일은 2020년 12월 13일까지이며 등록원부로 권리관계를 확인바랍니다.

명지대학교 미래교육원 원생 모집

  본 사단법인 대한선무예협회는 명지대학교와 mou를 체결하고 명지대학교 미래교육원에 전통무예 과정을 개설하여 지도자를 양성한다.

  본 과정은 건강 지도자, 혹은 전문가 양성 및 이미 활동하고 있는 지도자들에게 새로운 비전을 제시하고자 한다. 그리하여 시대의 흐름에 따라 전문적 기술을 익히게 하고 그 분야에서 유능한 지도자로 거듭날 수 있도록 교육하는 것을 그 목표로 한다.

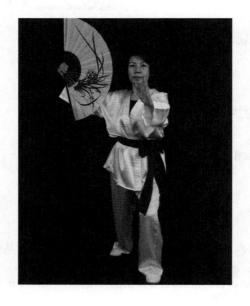

  선술은 한국 고유의 전통 양생무예로 자아의 생존방위, 혹은 종족유지를 위하여 자연발생적으로 생겨난 것이다. 보건성, 예술성, 무술성이 매우 뛰어나고 과거의 무예서나 양생법을 현대적으로 재조명하여 개발된 기법이다.

  수련과정: 도인법, 환단법, 풍류장, 풍류선, 풍류봉, 풍류곤, 풍류검 등

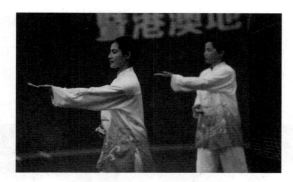

헬스치궁(건신기공) 지도사 과정

건신기공(氣功)은 동양의 전통 양생법으로 몸과 마음과 호흡을 함께 수련하여 근원적인 생명력을 향상시키는 양생법이다. 질병을 예방하고 치료하는 보건성도 매우 우수하며 동작 또한 우아하다. 특히 중국 정부 국가 체육총국에서 세계적으로 추천하는 우수한 공법으로, 기공지도사 과정은 중국 건신기공협회와 베이징 체육대학교와의 교류로 매년 학술세미나와 국제경기에 참여하여 질적 수준을 높이고 있다.

교육과정: 역근경, 오금희, 육자결, 팔단금, 도인양생공12법, 마왕퇴 도인술, 대무 등

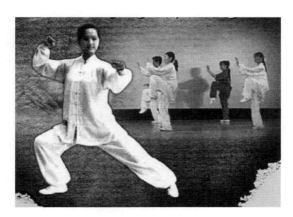

타이치지도사太極拳 과정

타이치는 중국이 자랑하는 전통무술로 안으로는 마음을 다스리고 각종 장기를 비롯한 내분비계, 신경계, 호흡기계 등을 다스리며 밖으로는 체력과 근골을 다스려 병이 있는 자에게는 치

료를, 건강한 자에게는 예방을 중시하는 것을 위주로 만들어진 양생법으로 많은 사람들이 장소와 환경에 구애받지 않고 수련할 수 있다.

교육과정: 타이치장, 타이치선, 타이치검, 타이치도 등

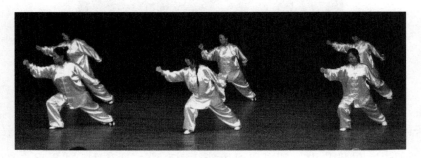

도인양생공 과정

현대의 급격한 물질문명은 생활의 편리를 가져왔으나 피해 또한 적지 않다. 인간 본연의 자연성을 잊게 하고 자연치유력과 육감을 둔화시키고 있다. 또한 잘못된 건강지식은 신체를 왜곡되게 하여 갖가지 질병을 초래하고 불균형한 자세는 인간의 삶을 송두리째 빼앗을 수 있다.

교육과정: 도인보건공, 서심평혈공, 익기양폐공, 화위건비공, 소근장골공, 형체시운 등

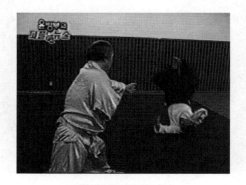

대동무예 지도사 과정

대동무예는 원(圓)의 움직임으로 상대의 힘을 분산, 또는 한 점에 집중시키는 것을 특징으로 한다. 원(圓)운동은 평면적인 무한한 호흡력이 발생한다.

교육과정: 호흡법, 수신법, 관절기법, 천지법, 유술법

모집요강

모집과정: 1) 선무예 지도사 과정   2) 건신기공 지도사 과정   3) 타이치 지도사 과정

　　　　　4) 도인양생공 지도사 과정 5) 대동무예 지도사 과정

지원자격: 학력 및 연령 제한 없음

교육연한: 각 과정 1년

교육장소: 명지대학교 용인캠퍼스

자격취득: 명지대학교 총장 자격증 취득

　　　　　협회 심판 자격 취득 가능

특　　혜: 국제 대회 출전 가능

　　　　　중국 베이징체육대학 도인양생공센터 수련 가능

입학기간: 매학기 초

입학문의: 070-8862-7330

※ 도인양생공 배울 수 있는 곳

1) YMCA 3층 유도장
· 서울특별시 종로구 종로 11길 11
· 교육시간: 매주 월, 수, 금 오전 9시

2) 아이파크 분당 다목적실
· 성남시 분당구 정자일로 239
· 교육시간: 화, 목 저녁 8시 / 토요일 오전 11시

도인양생공

ⓒ 허일웅 · 조대형 · 박현옥 · 김영주 · 박난희 · 유동수 · 허재원, 2025

초판 1쇄 발행 2025년 5월 1일

지은이   허일웅 · 조대형 · 박현옥 · 김영주 · 박난희 · 유동수 · 허재원
펴낸이   이기봉
편집   좋은땅 편집팀
펴낸곳   도서출판 좋은땅
주소   서울특별시 마포구 양화로12길 26 지월드빌딩 (서교동 395-7)
전화   02)374-8616~7
팩스   02)374-8614
이메일   gworldbook@naver.com
홈페이지   www.g-world.co.kr

ISBN   979-11-388-4225-9 (03510)